바른자세
홈요가
127

몸과 마음을 회복하는 바른 움직임을 담다

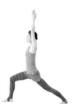

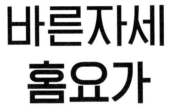

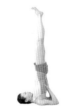

바른자세
홈요가
127

사토리 산카라·구보 레이코 감수 | 이소담 옮김

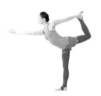

삼호미디어
samho MEDIA

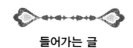

들어가는 글

요가는 십수 년 전만 해도 일반인들과는 인연이 많지 않았던 운동이었습니다. 그러나 지금은 매우 대중적이지요. 도시를 중심으로 많은 요가원이 생겼고, 다양한 유파와 클래스가 있어서 내게 잘 맞는 요가를 고를 수 있을 정도가 되었죠. 그리고 요가 인구가 늘어난 결과 각 유파나 개인의 수준을 넘어 오래도록 참고할 수 있는 서적에 대한 갈망도 늘어나고 있습니다.

이 책은 유파와 관계없이 널리 행해지는 기본적인 아사나(Asana, 자세)를 중점적으로 소개하는 안내서입니다. 아사나가 요가의 전부는 아니지만, 아사나를 연습하면 이어지는 단계인 호흡법이나 명상을 보다 수월하게 익힐 수 있습니다. 아사나는 요가를 심화하기 위해 매우 중요한 요소입니다. 부디 독자 여러분이 이 책을 활용해 아사나를 깊이 이해하고 요가와 가까워질 수 있기를 바랍니다.

이 책은 입문자부터 전문 강사에 이르기까지 수준에 구애받지 않고 다양하게 활용할 수 있도록 구성했습니다. 지금부터 요가를 시작하려는 입문자에게는 눈으로 보면서 바른 이미지를 파악하는 사진집으로, 초급자에게는 요가 스튜디오에서 배운 내용의 복습을 겸해 현재 자신에게 도움이 되는 자세를 배우는 기본서로, 중급자에게는 셀프 수련과 자세의 이름을 외우기 위한 교본으로, 상급자에게는 좀

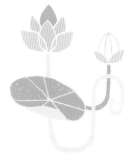

더 난이도 높은 자세에 도전하기 위한 참고서로, 그리고 요가 강사에게는 자기 반 수련생들을 이끌어가기 위한 보조 자료로. 이렇듯 많은 사람이 가까이에 두고 유용하고 편리하게 활용할 수 있는 요가 도서를 만들기 위해 힘썼습니다.

자세를 취한 채 정지해 있을 때도 몸의 내부에서는 림프, 혈액, 내장 그리고 프라나(생명 에너지)가 움직입니다. 본문에서는 이러한 신체 움직임을 방해하지 않고 자세를 바르게, 정확히 유지하기 위한 포인트를 실었습니다. 초보자라면 지금 느끼는 감각이 맞는지 갈팡질팡하겠지요. 그래도 포인트를 하나하나 유념하면서 수련을 거듭하다 보면 어느 순간 '몸이 체득하는' 감각이 찾아올 겁니다. 우선은 간단한 자세부터 연습해보세요. 정확히 신중하게 반복 수련하는 겁니다. 몇 가지 자세를 습득해서 조합하면, 안전성과 향상 속도가 빨라지며 집중력도 깊어지는 등의 상승 효과를 기대할 수 있습니다.

다만 잘못된 방법으로 수련하면 부상을 당할 위험이 있습니다. 책을 보고 잘 이해하기 어려운 부분은 꼭 지도자에게 물어보세요. 여러분의 지도자와 이 책이 여러분을 더 즐겁고 쾌적한 요가의 세계로 인도해주기를 기원합니다. 나마스테.

사토리 산카라·구보 레이코

이 책의 사용법

자세를 취하는 방법과 또 완전히 습득하기 위한 포인트를 다음과 같이 정리했습니다.
각 항목을 확인해봅시다.

자세 번호
기본 자세의 일련번호.
1부터 87까지 소개.

자세 이름
한국식 명칭과 산스크리트
명칭, 산스크리트 명칭의
알파벳 표기.

자세 분류
127개 자세를 크게 여덟
가지 범주로 분류.
상세하게 ➡ P.28

자세에 포함되는 요소
각 자세의 성질을 좀 더 세분화해서
분류. 여러 가지 요소가 포함된 자
세에는 해당 요소를 색으로 표시.

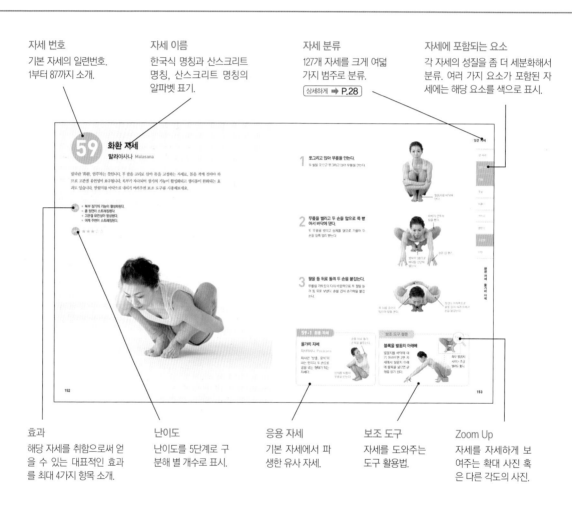

효과
해당 자세를 취함으로써 얻
을 수 있는 대표적인 효과
를 최대 4가지 항목 소개.

난이도
난이도를 5단계로 구
분해 별 개수로 표시.

응용 자세
기본 자세에서 파
생한 유사 자세.

보조 도구
자세를 도와주는
도구 활용법.

Zoom Up
자세를 자세하게 보
여주는 확대 사진 혹
은 다른 각도의 사진.

그 밖의 마크

이것도 OK
손발 위치나 몸의 각도를 변
형한 자세. 난이도는 다르지
않지만 조금 쉬워진다. 자세
이름도 다르지 않다.

※자세의 이름이 달라지면 '응용 자세'로 소개

초보자는 여기까지
초보자는 무리해서 다음
단계를 진행하지 말고 이
마크가 표시된 단계에서
멈출 것. 그것만으로도 충
분한 효과를 얻을 수 있다.

상급자는 도전!
효과나 강도를 높인 상급
자용 발전 자세. 기본 자
세를 완전히 습득한 후에
도전한다.

6

● 자세를 취하는 동안의 호흡

호흡은 자기 리듬에 따라 자연스럽게 합니다. 호흡의 길이와 깊이에는 개인차가 있는데 호흡할 때마다 들이마시는 공기의 양과 속도가 일정하게 유지되도록 신경 써야 합니다. 천천히 흐르듯이 호흡해보세요.

특별히 의식해서 호흡해야 하는 경우에는 자세의 과정을 해설하면서 명시했습니다. 동작에 맞춰서 호흡하는 타이밍의 기준은 아래와 같습니다.

마시기 뒤로 젖히기, 펴기, 힘주기, 일어나기
내쉬기 앞으로 굽히기, 움츠리기, 힘 빼기, 앉기

● 자세를 유지하는 시간

'마시기→내쉬기'를 1호흡으로 봅니다. 자세를 완성하고서 3∼5호흡 정도를 유지하는 것이 좋습니다. 왼쪽과 오른쪽이 있는 자세는 한쪽만 하지 않고 양쪽을 균등하게 합니다.

어깨서기 자세(P.200) 등 일부 거꾸로 서는 자세는 안정적으로 유지할 수 있다면 길게 할수록 효과가 좋습니다.

목적별 사용 어드바이스

이 책은 요가 입문자부터 중급자, 지도자에 이르기까지 다양한 수준의 사람들이 목적에 맞게 활용할 수 있습니다.

기초부터 익히고 싶다
▶ 먼저 '태양경배', '좌법', '입문' 파트(P.36∼87)를 수련한다.

자신이 어려워하는 분야를 중점적으로 확인하고 싶다
▶ '자세 분류' 혹은 페이지 왼쪽의 인덱스 '자세에 포함되는 요소로 찾아본다.

원하는 자세를 골라 수련하고 싶다
▶ 책에 실린 127가지 자세 목록(P.15), 산스크리트어 명칭 색인(P.230)에서 자세를 찾아본다.

전체적으로 수련의 수준을 올리고 싶다
▶ 자세는 분류별로 쉬운 자세부터 어려운 자세 순으로 실었다. 어느 한 분류만 지나치게 치우쳐서 하기보다는 전체를 고르게 연습하자. 번호가 낮은 자세부터 도전하면 된다.

건강을 위해 매일 꾸준히 하고 싶다
▶ 맞춤형 프로그램(P.224)을 참고하며, 몸을 규칙적으로 움직이는 습관을 들이자. '태양경배(P.36)도 추천!

이 책의 내용 및 표기와 관련한 주의사항

- 요가 스튜디오에서는 자세와 명상, 호흡법 등을 복합적으로 수련하나, 이 책에서는 주로 자세에 초점을 맞춰 소개했습니다.

- 오늘날은 요가의 유파와 해석이 다양한 만큼 자세의 수 또한 무한히 많습니다. 이를 모두 실을 수는 없기에 초보자부터 상급자와 지도자에게도 두루 효과적이어서 익혀두면 좋은 자세 위주로 선별했습니다. 자세는 특정 유파나 고전서에 치우치지 않고 실었습니다.

- 자세 이름이나 방법은 유파에 따라 조금씩 다르거나 통일되지 않은 것도 있으므로 이 책의 표기가 절대적으로 옳다고 할 수 없습니다. 자세 이름 뒤의 'I, II, III, IV' 같은 숫자는 쉬운 동작부터 순서대로 표기한 것으로, 이 책 이외의 문헌에서는 다르게 표기될 수 있습니다. 또한 산스크리트어나 힌디어는 알파벳이나 우리말로 정확한 표기가 어렵기에 발음과 최대한 비슷하게 표기했습니다. 산스크리트 명칭이 없는 자세는 기재하지 않았습니다.

- 본격적으로 요가를 배워 다음 단계로 넘어가고 싶다면 전문 지도자에게 직접 배울 것을 권합니다. 이 책을 참고로 자세를 취할 때는 몸의 컨디션이나 능력을 고려해 스스로 해낼 수 있는 선에서 도전해보세요.

- 운동 효과는 개인에 따라 다릅니다. 다만 자세를 취하다가 통증이나 위화감이 느껴지면 중단하세요.

Contents

PART 1

요가 기초 지식
Basic Knowledge of YOGA

PART 2

태양경배
Surya Namaskara

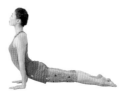

태양경배

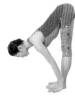

PART 3

기초 자세
Beginner's Poses

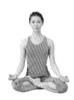

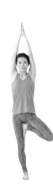

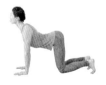

기본~발전 자세 Ⅰ
Basic to Advanced Poses Ⅰ

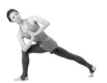

선 자세

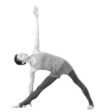

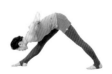

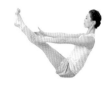

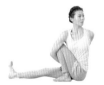

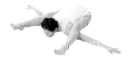

PART 5

기본~발전 자세 II
Basic to Advanced Poses II

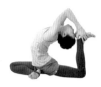

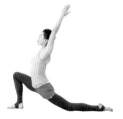

거꾸로 서는 자세

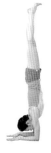

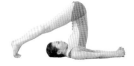

PART 6

요가, 한 걸음 더 깊이 알기
Deep Knowledge of YOGA

일상에서 활용하는 **맞춤형 요가 프로그램**

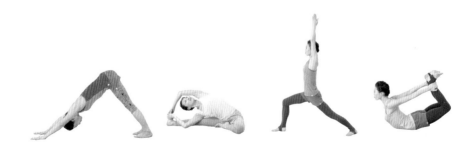

사진으로 보는 127가지 자세 리스트

책에서 소개하는 127개 자세를 한눈에 확인할 수 있도록 담았습니다. 본문 마지막의 산스크리트 명칭 색인(P.230)이나 본문 인덱스 '자세에 포함되는 요소(P.6)'를 보고 원하는 자세를 찾아도 좋습니다.

태양경배

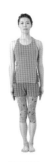

산 자세
➡ P.40

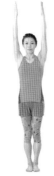

손을 위로 든 산 자세
➡ P.41

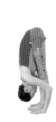

서서 앞으로 굽히기 자세
➡ P.42

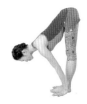

서서 앞으로 절반 굽히기 자세
➡ P.43

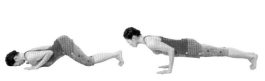

팔지 막대 자세
➡ P.44

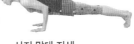

사지 막대 자세
➡ P.46

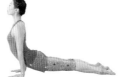

위를 향한 개 자세
➡ P.48

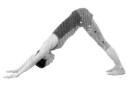

아래를 향한 개 자세
➡ P.50

좌법

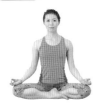

안락좌
➡ P.54

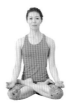

연꽃좌
➡ P.54

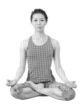

달인좌
➡ P.55

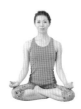

길상좌
➡ P.55

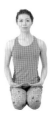

금강좌
➡ P.55

15

막대 자세
➡ P.56

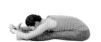

앉아서 앞으로 굽히기 자세
➡ P.58

영웅 자세
➡ P.60

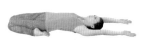

누운 영웅 자세
➡ P.61

나비 자세
➡ P.62

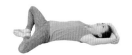

누운 나비 자세
➡ P.63

아기 자세
➡ P.64

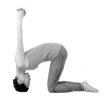

토끼 자세
➡ P.65

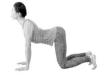

고양이 자세
➡ P.66

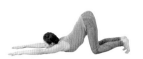

기지개 켜는 강아지 자세
➡ P.67

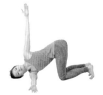

바늘에 실 넣는 자세
➡ P.67

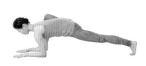

도마뱀 자세
➡ P.68

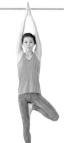

나무 자세
➡ P.70

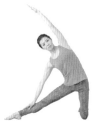

빗장 자세
➡ P.72

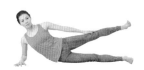

아난타 자세
➡ P.74

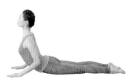

코브라 자세
➡ P.76

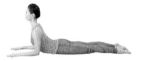

스핑크스 자세
➡ P.77

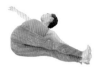

누워서 비틀기 자세
➡ P.78

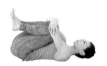

바람 빼기 자세
➡ P.80

행복한 아기 자세
➡ P.81

요가 상징 자세
➡ P.82

감춘 연꽃 자세
➡ P.83

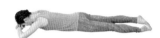

악어 자세
➡ P.84

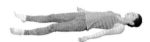

송장 자세(완전 휴식 자세)
➡ P.86

선 자세

엄지발가락을 잡는 자세
➡ P.90

손을 발바닥에 대는 자세
➡ P.91

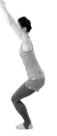

의자 자세
➡ P.92

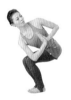

회전하는 의자 자세
➡ P.93

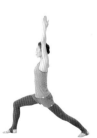

전사 자세 Ⅰ
➡ P.94

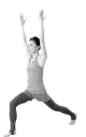

하이 런지
➡ P.95

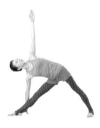

삼각 자세
➡ P.96

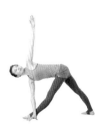

회전하는 삼각 자세
➡ P.98

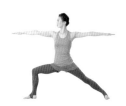

전사 자세 II
➡ P.100

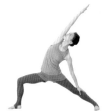

역 전사 자세
➡ P.101

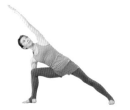

몸 측면을 펴는 자세
➡ P.102

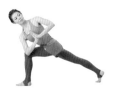

회전하여 몸 측면을 펴는 자세
➡ P.104

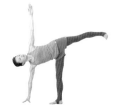

반달 자세
➡ P.106

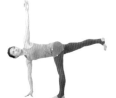

회전하는 반달 자세
➡ P.108

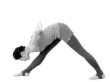

측면을 강하게 펴는 자세
➡ P.110

다리 넓게 벌려
앞으로 굽히기 자세
➡ P.112

서서 반연꽃좌로
앞으로 굽히기 자세
➡ P.114

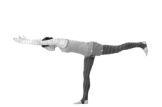

전사 자세 III
➡ P.116

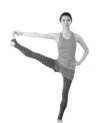

뻗은 손으로 발가락 잡는 자세
➡ P.118

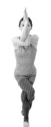

독수리 자세
➡ P.120

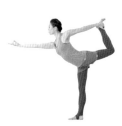

나타라자 자세
➡ P.122

앉은 자세

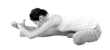

머리를 무릎에 대는 자세
➡ P.124

회전하여 머리를 무릎에
대는 자세
➡ P.125

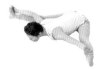

박쥐 자세
➡ P.126

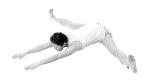

일직선으로 다리 벌리기 자세
➡ P.127

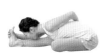

반연꽃좌로 앞으로 굽히기 자세
➡ P.128

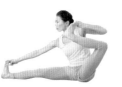

활쏘기 자세
➡ P.130

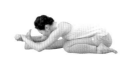

삼지를 대고 앞으로 굽히기 자세
➡ P.132

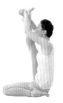

왜가리 자세
➡ P.133

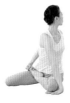

현인 바라드바자 자세
➡ P.134

반 물고기 신 자세
➡ P.136

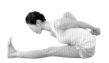

현인 마리치 자세 I
➡ P.138

현인 마리치 자세 II
➡ P.139

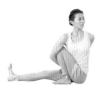

현인 마리치 자세 III
➡ P.140

현인 마리치 자세 IV
➡ P.141

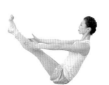

보트 자세
➡ P.142

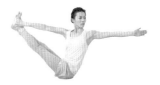

회전하는 보트 자세
➡ P.143

얼굴을 위로 향하고
앞으로 굽히기 자세 I
➡ P.144

얼굴을 위로 향하고
앞으로 굽히기 자세 II
➡ P.145

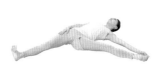

누워서 엄지발가락 잡는 자세
➡ P.146

소머리 자세
➡ P.148

사자 자세
➡ P.150

화환 자세
➡ P.152

올가미 자세
➡ P.153

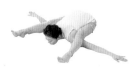
거북 자세
➡ P.154

누운 거북 자세
➡ P.155

팔로 지지하는 자세 (암밸런스)

두루미 자세
➡ P.158

까마귀 자세
➡ P.159

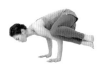
옆 두루미 자세
➡ P.159

한쪽 다리를 팔에 걸치는 자세
➡ P.160

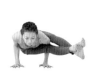
현인 아스타바크라 자세
➡ P.161

반딧불이 자세
➡ P.162

어깨 누르는 자세
➡ P.163

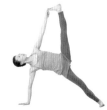
현인 바시스타 자세
➡ P.164

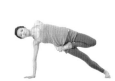
현인 카샤파 자세
➡ P.165

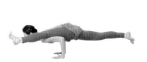
현인 코운디냐 자세 I
➡ P.166

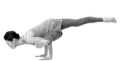
현인 코운디냐 자세 II
➡ P.168

수탉 자세
➡ P.170

위로 든 수탉 자세
➡ P.171

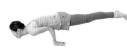
공작 자세
➡ P.172

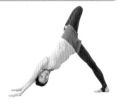

한쪽 다리 들고 아래를 향한 개 자세
➡ P.174

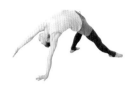

한 손 들고 위를 향한 활 자세
➡ P.175

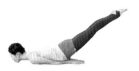

메뚜기 자세
➡ P.176

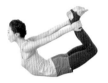

활 자세
➡ P.178

옆을 향한 활 자세
➡ P.179

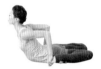

개구리 자세
➡ P.180

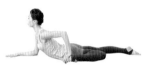

반 개구리 자세
➡ P.181

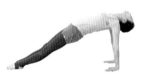

위를 향한 널빤지 자세
➡ P.182

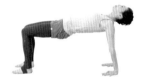

테이블 탑 자세
➡ P.183

낙타 자세
➡ P.184

비둘기 자세
➡ P.186

한 발 든 비둘기 자세
➡ P.188

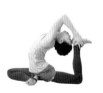

한 발 든 왕 비둘기 자세
➡ P.189

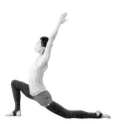

초승달 자세
➡ P.190

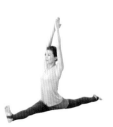

원숭이 자세
➡ P.191

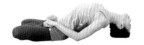

물고기 자세
➡ P.192

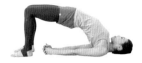

다리 자세
➡ P.194

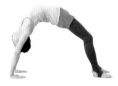

위를 향한 활 자세
➡ P.196

거구로 서는 자세 (역자세)

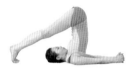

쟁기 자세
➡ P.198

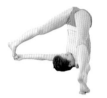

누운 각 자세
➡ P.199

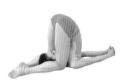

귀를 압박하는 자세
➡ P.199

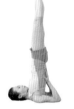

어깨서기 자세
➡ P.200

태아 자세
➡ P.202

위를 향한 연꽃좌
➡ P.203

머리서기 자세
➡ P.204

돌고래 자세
➡ P.205

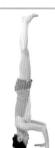

3점 물구나무서기 자세
➡ P.206

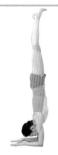

깃을 세운 공작 자세
➡ P.208

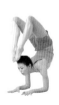

전갈 자세
➡ P.209

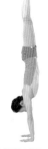

아래를 향한 나무 자세
➡ P.210

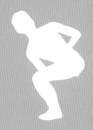

PART 1

요가 기초 지식
Basic Knowledge of YOGA

수련에 앞서, 알아두면 도움이 되는 요가 기초 지식을 소개합니다.
요가와 아사나에 대한 기본적인 이해를 비롯해 아사나를 행할 때의 주의사항과
도움되는 팁, 우리 몸의 구조에 대해 간단히 살펴봅시다.

요가란 무엇인가

육체와 정신의 치유, 영적인 평온까지 얻을 수 있다고 알려진 요가.
요가란 대체 무엇일까요?

요가의 역사는 무척 오래되었습니다. 수천 년 전 인도에서 기원한 요가 사상과 철학의 가르침은 현대를 살아가는 우리에게도 맥맥이 이어지고 있습니다. 우리는 요가를 통해 몸과 마음, 정신의 균형을 유지하고 우리를 둘러싼 환경과 조화를 이룬 삶을 살아갑니다.

요가는 신성한 생명과학이라고도 불리는데, 어렵게 생각할 것은 없습니다. 요가를 깊이 이해하는 첫걸음은 먼저 기분 좋은 경험을 하는 것입니다. 실천과 체험을 중요하게 여기는 요가는 나이, 성별, 건강 상태 등 육체적인 조건에 크게 구애받지 않고 도전할 수 있으며 특별한 도구도 필요하지 않습니다. 요가를 지속하다 보면 내면에서부터 심신을 다스리게 되며, 육체와 정신에 보다 편안하게 의식을 집중할 수 있게 됩니다.

시간에 쫓기며 스트레스로 만연한 사회를 살아가는 현대인들에게는 잠시 멈춰 서서 자신을 돌아보는 조용한 시간이 반드시 필요합니다. 요가는 이런 현대인에게 매우 적합한 수련 방식입니다. 이 같은 무한한 가능성과 끝을 모르는 매력이 오늘날 요가가 주목받는 이유가 아닐까 싶습니다.

YOGA's 5points
요가의 5가지 포인트

요가는 가르침이자 철학이며 삶의 방식입니다. 이를 간단하게 5가지 포인트로 정리해 보았습니다.

1 바른 운동

몸을 움직여 근육, 관절, 힘줄 등이 부드럽게 움직이도록 한다. 장기의 기능이 향상되며 혈류도 좋아진다. 유연하고 민첩하며 균형 잡힌 몸을 만든다.

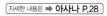 자세한 내용은 ➡ **아사나 P.28**

2 바른 호흡

호흡을 통해 몸의 에너지를 효과적으로 높이고 조절할 수 있다. 에너지를 순환시켜 몸과 마음에 활력을 불어넣는다.

자세한 내용은 ➡ **프라나야마 P.216**

3 바른 휴식

몸, 마음을 온전히 쉬게 함으로써 에너지를 충전한다. 깊은 이완과 휴식은 피로를 깊은 곳에서부터 풀어주어 활동력을 높인다.

자세한 내용은 ➡ 송장 자세 P.86

4 바른 식사

매일 먹는 음식이 우리 몸을 이룬다는 이치를 이해하고, 몸에 꼭 필요한 것을 넘치지도 부족하지도 않게 섭취한다. 그 결과 생명력 넘치는 건강한 몸을 만든다.

자세한 내용은 ➡ 식사와 3가지 구나 P.52

5 긍정적인 생각과 명상

부정적인 감정을 줄이고 긍정적으로 생각하는 습관을 들임으로써 감정을 정화하고 안정적인 정신을 유지할 수 있다. 명상은 집중력을 높이고 자기 조절에 도움을 준다.

자세한 내용은 ➡ 명상 P.222

Benefits and Effects

요가의 매력과 효과

우리에게 다양한 이로움을 선사하는 요가. 요가를 통해 얻는 효과는 수련 방법과 개인의 잠재 능력에 따라 매우 다양합니다. 몸과 마음 외에 무의식적인 자아까지 균형적으로 발전시키고 안정화하는 효과를 기대할 수 있습니다.

- 행복해진다.
- 인생이 풍요로워진다.
- 확고한 자신을 만든다.
- 만물과의 일체감을 느낀다.
- 정신적인 균형을 찾는다.

정신
본질적·잠재적 에너지를 높인다.

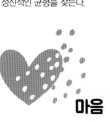

- 나답게 산다.
- 스트레스가 해소된다.
- 집중력이 높아진다.
- 긍정적으로 변화한다.
- 대인 간의 소통 능력이 좋아진다.
- 업무 능력이 향상된다.

마음
표면 의식인 마음이 안정되고 풍요로워진다.

몸
신체가 건강해지고 기능이 안정된다.

- 호르몬 밸런스가 잡힌다.
- 상처 후유증이 완화된다.
- 어깨 결림, 요통, 편두통이 완화된다.
- 면역력이 강해진다.
- 이상적인 보디라인을 갖는다.
- 운동 능력이 향상된다.

요가의 유파와 특징

요가의 4가지 길

인도에서 오래전부터 해왔던 요가. 이를 크게 분류하면 카르마 요가, 박티 요가, 라자 요가, 갸나 요가 이렇게 4가지 갈래로 나눌 수 있습니다.

이 요가의 4가지 길이 곧 현대의 다양한 '하타 요가' 유파의 기원이 됩니다. 이 4가지 중에서 어느 것을 기원으로 삼느냐에 따라 유파가 달라지지요.

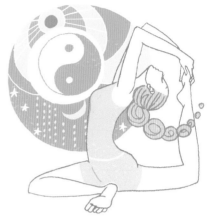

하타 요가의 특징인 음양 기호. 음양의 균형을 나타낸다. 둘이 결합하여 완전한 원을 이룬다.

● 4가지 길
현대 유파의 기원이 되는 요가

카르마 요가 Karma Yoga
카르마란 '행위'라는 뜻이다. 결과나 대가에 얽매여 자신의 이익을 위한 행위를 추구하는 것이 아닌, 사심 없는 무아(無我)의 마음으로 행동함으로써 에고(자아)를 없애고자 한다. 이에 따르면 사람이 살아있는 것도 카르마이며, 삶 자체가 요가다.

박티 요가 Bhakti Yoga
박티는 '사랑', '헌신'을 뜻한다. 사랑과 귀의의 요가이다. '신에 대한 사랑은 보답을 바라지 않는다. 두려워하지 않는다. 경쟁하지 않는다.'를 원칙으로 삼아 신을 사랑하고 기도와 의식에 중점을 두는 요가다. 만트라(P.88) 암송을 중요하게 여긴다.

라자 요가 Raja Yoga
라자란 '왕'이라는 뜻이다. 마하(위대한) 요가라고도 불리며, 요가 수행의 8단계(P.220)가 여기에서 시작되었다. 주로 지혜의 명상을 중심으로 수련한다. 하타 요가의 근원이다.

갸나 요가 Jnana Yoga
갸나는 '앎', '지식'을 의미하며, 지혜의 요가로 불린다. 책을 읽어 얻는 지식뿐만 아니라 깊이 있는 사고와 명상이라는 수단을 통해 진아(眞我, 참나)를 아는 것이 목표다. 다른 3가지 요가를 익힌 뒤에 하는 요가로 여겨진다.

하타 요가의 6가지 분류

요가 스튜디오에서 요가를 배울 때는 주로 아사나(자세), 호흡법, 명상을 실시합니다. 이 3가지 요소 중에서 특히 아사나와 호흡법에 중점을 두는 요가 스타일을 하타(Hatha) 요가라고 부르며, 현재 여러 요가 스튜디오에서 친숙하게 접하는 대부분이 넓은 의미에서 하타 요가로 분류됩니다.

하타 요가의 하(ha)는 '태양, 들숨, 응축'을 의미하고, 타(tha)는 '달, 날숨, 확장'을 뜻합니다. 자세와 호흡을 통해 음양의 균형을 맞춰 몸의 잠재적인 에너지를 높이는 것이 하타 요가입니다.

요가를 하는 인구가 증가하면서 요가 유파 또한 다양해졌습니다. 하타 요가의 대표적인 6가지 유파를 간단히 소개합니다.

● 현대 하타 요가의 주요 유파

4가지 길의 요소를 어떻게 도입하느냐에 따라 특징이 나뉜다.

크리팔루 요가 Kripalu Yoga

인도의 스와미 크리팔루 대가에 의해 1960년대 미국에서 널리 전파되었다. 요가 행법이나 모습보다 한 명 한 명의 체험이나 느낌을 중시한다. 치유적인 요소(테라피)가 강하고 접근 방식이 부드러운 것이 특징이다.

아쉬탕가 요가 Ashtanga Yoga

인도의 스리 K. 파타비 조이스 대가가 남인도에서 시작한 요가다. 독자적인 흐름에 따라 새로운 자세에 계속 도전하는 연습법이 특징이다. "요가는 99%의 수련이고 1%의 이론이다."라는 대가의 말이 유명하다.

아헹가 요가 Iyengar Yoga

인도의 B.K.S. 아헹가 대가가 기원이다. 도구를 많이 사용하며, 각자 수준에 맞는 자세를 엄밀하고 정확하게 행한다. 현재 쓰이는 요가 보조 도구(P.31) 대부분이 아헹가 대가가 고안한 것이다.

시바난다 요가 Sivananda Yoga

인도의 시바난다 사라스와티(또는 스와미 시바난다) 대가의 가르침을 바탕으로, 제자인 비슈누 데바난다 사라스와티(혹은 스와미 비슈누 데바난다) 대가가 고안했다. 12가지 기본 자세를 중심으로 구성되어 수련 중간에 여러 번의 이완(휴식)이 들어간다. 호흡법과 만트라도 중요하게 여긴다.

쿤달리니 요가 Kundalini Yoga

인도의 요기 바잔 대가를 통해 1970년대부터 미국을 중심으로 전파되었다. 독특한 동작과 '불의 호흡'이라는 호흡법을 이용해, 꼬리뼈 근처에 잠든 쿤달리니 에너지를 상승시켜 차크라(몸의 에너지와 생명력이 집중되는 중심점→P.218)를 활성화하는 것을 목표로 한다.

크리슈나마차리아의 요가 Krishnamacharya Yoga

아헹가 대가나 파타비 조이스 대가의 스승인 T. 크리슈나마차리아 대가가 고안했고 그의 아들인 T.K.V. 데시카차르 대가가 계승한 요가다. 개개인의 심신 상태에 맞춘 개별 지도가 기본이다.

아사나란 무엇인가

아사나는 '자세'라는 뜻의 산스크리트어입니다.
별의 숫자만큼이나 그 종류가 많다는 아사나에 대해 알아봅시다.

아사나는 본래 명상할 때 앉는 방법인 '좌법'을 오랫동안 쾌적하게 유지하기 위한 것이었습니다. 가부좌를 튼 자세로 편안하게 긴 시간 명상을 하려면 관절이 유연해야 하므로, 유연성을 기르기 위한 훈련의 일환으로 자세를 취한 것이 아사나의 시작입니다. 아사나를 규칙적으로 수련함으로써 안정적이고 쾌적한 자세를 유지하게 되면 몸과 마음을 다스리기 수월해집니다. 깊은 호흡을 천천히 반복함으로써 몸의 에너지가 정체되는 것을 막고 순환을 촉진할 수 있으며, 이로 인해 신체 기능이 향상됩니다. 몸과 마음이 원활하게 작용하도록 윤활유 같은 역할을 하는 것이지요.

아사나를 좀 더 효과적으로 수행하고 몸에 무리가 되지 않도록 하려면, 아사나의 특성과 주의사항을 정확히 이해하고 연습을 거듭해야 합니다. 아래에 제시한 자세의 분류와 흐름에 관한 관점은 유파에 따라 달라지므로 어디까지나 하나의 예시로 참고하세요.

Category of Asanas
아사나의 분류

책에서는 아사나를 크게 여덟 가지로 나누어 소개합니다. 후반부로 갈수록 난이도가 높아지도록 구성했습니다. 각 카테고리에서 아사나를 균형적으로 골라 수련해보세요.

※자세가 지닌 특성을 보다 세밀하게 확인하려면 페이지 오른쪽의 '자세에 포함되는 요소(P6)'를 참조하세요.

● 이 책의 자세 분류

※엄밀한 분류는 아니며, 특징별로 알기 쉽게 나누었습니다.

Set Menu	Beginner's Poses 기초 자세	Basic to Advanced Poses I 기초~발전 자세 I	Basic to Advanced Poses II 기초~발전 자세 II
동작의 균형이 좋아 입문자에게 추천한다.	다양한 아사나의 기초가 되는 자세. 초보자 혹은 기초를 탄탄히 다지고 싶을 때.	기초 자세를 습득한 뒤에 수련하면 좋은 자세.	보다 고난도의 자세에 도전하려는 상급자용 자세.

태양경배	좌법	입문	선 자세	앉은 자세	팔로 지지하는 자세	뒤로 젖히는 자세	거꾸로 서는 자세
신에게 경배하는 자세 조합.	명상을 심화하기 위해 안정적으로 앉는 법.	앞으로 취할 아사나의 기초가 되는 자세	서서 하는 자세	앉아서 하는 자세 ※ 일부누워서하는 자세도 포함	팔로 체중을 지탱하며 균형을 잡는 자세	몸의 앞면을 강하게 늘리는 자세. 후굴 자세	머리를 아래로 하고 거꾸로 서는 자세. 역자세

아사나의 흐름

아사나는 자세에 들어가고, 유지하고, 푸는 3단계로 구성됩니다. 이 3단계 과정을 1자세로 삼아 각자 실력과 목적에 맞춰 몇 가지 아사나를 조합해 수련합니다.

※ 초보자나 노인에게는 아주 간단한 앞으로 굽히기나 앉은 자세도 워밍업 동작이 되고, 상급자에게는 거꾸로 서는 자세가 쿨다운이 될 수도 있습니다.

1 준비 동작
몸을 덥힌다

전신을 크게 움직여 몸을 따뜻하게 하는 자세. 부상을 방지하기 위해 반드시 필요하다. 본격적인 요가 시작 전 실시한다.

예를 들어…

입문

태양경배

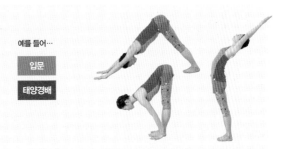

2 본격적으로 아사나 수련
수준별 자세에 도전한다

운동량을 높이는 자세. 각자의 수준에서 도전이라고 여겨지는 자세가 포함된다. 적당하게 몸을 쉬어주면서 한다.

예를 들어…

| 선 자세 | 후굴 자세 |
| 암밸런스 | 역자세 |

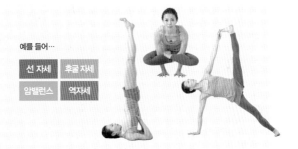

3 마치는 동작
호흡을 정돈한다

호흡을 차분하게 해 심신을 편하게 풀어주는 자세. 마지막에는 반드시 호흡을 정돈한다.

예를 들어…

• 난이도가 낮은

앉은 자세

• 송장 자세 ➡ P.86

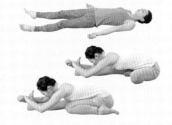

아사나를 할 때 알아두어야 할 사항

아사나를 하기에 앞서 기본적으로 알아두어야 할 사항을 소개합니다. 이를 잘 알아두면 몸에 부담을 주지 않고 오래도록 요가를 해 나가는 데 도움이 됩니다. 요가를 통해 얻는 효과 또한 높일 수 있습니다.

언제 할까?

배가 부르지 않을 때 한다. 아침 식사 전이나 점심과 저녁 식사 사이가 좋다. 아침에 해가 뜨는 것을 보면서 하는 것이 이상적이다. 하루에 여러 번 해도 좋고, 얼마나 오래 할지 역시 각자의 몸 상태와 집중력에 따라 조절하면 된다. 가능하면 매일 같은 시간에 하면 좋으며, 열이 나거나 다쳤을 때는 쉰다. 몸 컨디션을 세심히 살피며 하자.

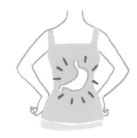

식사는 어떻게 하면 좋을까?

공복에 가까울 때, 최소한 식사하고 2~4시간쯤 지나 위 속 내용물이 소화된 후에 몸을 움직이는 것이 좋다. 요가를 마친 후의 식사에도 주의해야 한다. 효과를 높이기 위해서 몸을 움직인 직후 30분은 식사를 피하자.

누구나 할 수 있을까?

어린이, 임신부, 노인, 누구나 큰 제약 없이 할 수 있는 것이 요가다. 지병이 있는 사람이라도 부담스럽지 않은 자세를 골라 할 수 있다. 몸 상태, 능력, 연령대에 맞춰 적절히 자기 관리를 하면서 요가를 하자.

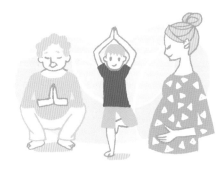

- 생리 중 불쾌하게 느껴지는 자세는 하지 않는다. 거꾸로 서는 자세나 복부에 부담을 주는 자세는 피한다.
- 임신 중 체중 조절에 효과적이며 임신선이나 요통 같은 문제를 완화하는 데 도움이 된다. 전문가의 지도에 따르며 하자.
- 유소년기 뼈와 근육이 모두 성장하는 중이므로 과도하게 강한 힘을 주지 않아야 한다. 유연성이 좋아 자세 학습이 빠르다.
- 노령기 몸에 부담이 적은 자세를 전전히, 느긋하게 진행한다. 쾌적하게 할 수 있는 범위 내에서 하자.

어디에서 할까?

시끄럽지 않고 기분 좋은 분위기, 쾌적하며 집중이 잘 되는 환경을 고르자. 바람이 잘 통하고 밝기, 기온, 습도 등이 적당한 곳을 찾아보자. BGM이나 향은 각자 취향대로 준비하자.

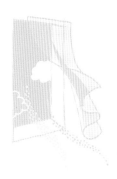

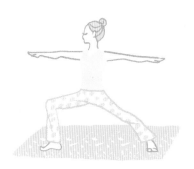

필요한 도구는?

몸을 조이지 않고 움직이기 편한 복장으로 한다. 신축성, 흡수성이 뛰어난 요가 전용복도 추천한다. 가능하면 요가 매트도 준비하는 것이 좋다. 매트가 없어도 자세를 취할 수 있지만, 잘 미끄러지지 않는 매트를 이용해 바닥을 붙잡고 손발을 고정하면 좀 더 안전하고 안정적인 자세를 취할 수 있다.

사용해보자! 아사나 보조 도구

자세를 보조해주는 보조 도구를 소개한다. 몸의 유연성이나 손발의 길이 등 자세에 필요한 요소를 보완해준다. 책에서 소개하는 도구는 다음과 같다.

● 블록
높이, 길이, 폭, 면을 활용한다. 여러 개를 이용하면 다양한 활용이 가능하다.

● 담요
돌돌 말거나, 접거나, 사이에 끼거나, 몸 아래에 까는 등 형태를 바꿔가며 자유롭게 활용한다.

● 스트랩
버클로 길이를 조정할 수 있다. 스트레칭이나 균형 유지에 도움이 된다.

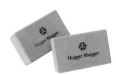

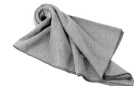

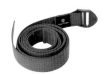

우리 몸의 구조

자세를 취할 때는 내 몸을 주의 깊게 의식해야 합니다.
몸의 주요 근육과 골격의 위치를 확인해봅시다.

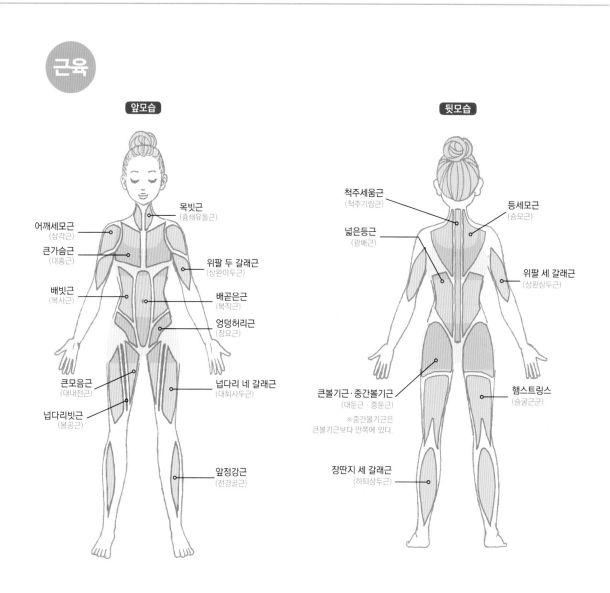

근육

앞모습

목빗근
(흉쇄유돌근)

어깨세모근
(삼각근)

큰가슴근
(대흉근)

위팔 두 갈래근
(상완이두근)

배빗근
(복사근)

배곧은근
(복직근)

엉덩허리근
(장요근)

큰모음근
(대내전근)

넙다리 네 갈래근
(대퇴사두근)

넙다리빗근
(봉공근)

앞정강근
(전경골근)

뒷모습

척주세움근
(척주기립근)

등세모근
(승모근)

넓은등근
(광배근)

위팔 세 갈래근
(상완삼두근)

큰볼기근·중간볼기근
(대둔근·중둔근)

※중간볼기근은
큰볼기근보다 안쪽에 있다.

햄스트링스
(슬굴근군)

장딴지 세 갈래근
(하퇴삼두근)

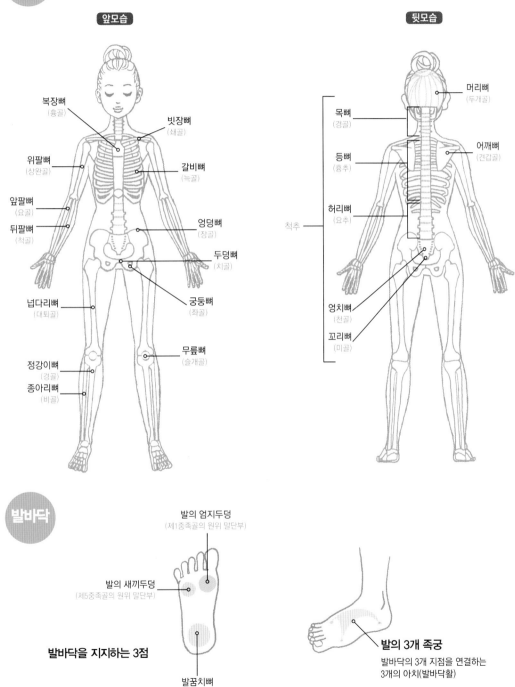

앞모습

복장뼈
(흉골)

빗장뼈
(쇄골)

위팔뼈
(상완골)

갈비뼈
(늑골)

앞팔뼈
(요골)

뒤팔뼈
(척골)

엉덩뼈
(장골)

두덩뼈
(치골)

궁둥뼈
(좌골)

넙다리뼈
(대퇴골)

정강이뼈
(경골)

종아리뼈
(비골)

무릎뼈
(슬개골)

뒷모습

머리뼈
(두개골)

목뼈
(경골)

등뼈
(흉추)

어깨뼈
(견갑골)

허리뼈
(요추)

척추

엉치뼈
(천골)

꼬리뼈
(미골)

발바닥

발의 엄지두덩
(제1중족골의 원위 말단부)

발의 새끼두덩
(제5중족골의 원위 말단부)

발바닥을 지지하는 3점

발꿈치뼈
(종골)

발의 3개 족궁

발바닥의 3개 지점을 연결하는
3개의 아치(발바닥활)

33

COLUMN

요가와 아유르베다 ①
3가지 도샤와 균형

아유르베다(Ayurveda)는 '생명의 지혜'라는 의미의 산스크리트어로, 수천 년 이상 인간의 삶 속에서 활용되어 온 인도의 전통 의학입니다. 이 아유르베다적 사상에 따라 생활하면 몸과 마음이 풍요로워지고 빛이 난다고 합니다. 요가와 마찬가지로 우리 몸에 잠재되어 있는 자연 치유력을 높여 본래의 건강한 몸과 마음을 되찾게 합니다.

아유르베다는 우주의 모든 물질이 '공간, 바람, 불, 물, 흙'의 5가지 원소로 구성되며, 이것이 다시 '도샤(Dosha)'라고 불리는 생명 에너지로 나타난다고 봅니다. 도샤는 3가지 기질로 구분되는데, 바람의 기운으로 상징되는 '비타(Vita)', 불의 기운으로 상징되는 피타(Pitta), 물의 기운으로 상징되는 '카파(Kapha)'가 그것입니다. 이 도샤들이 늘어나고 줄어들며 균형을 유지함에 따라 세상 만물이 연결되고 평화가 유지됩니다.

도샤의 균형은 우리 몸에도 존재합니다. 3가지 도샤가 균형 잡혀 정상적으로 작용하면 육체와 정신이 건강하다고 봅니다. 이 도샤의 균형에는 개인차가 있는데, 이를 '체질'이라는 용어로 표현합니다. 아유르베다에서는 체격이나 성격, 좋아하는 음식이나 몸의 약한 부분, 행동과 생각하는 방식에 이르기까지 인간 개개인의 모든 개성을 존중합니다. 각자의 체질에 맞춰 부족한 것을 보충하고 과한 것을 억누르면서 도샤의 균형을 잡습니다.

'세상 모든 것은 전부 연결되어 조화를 이룬다. 이를 이해하고 자신을 발견해 자기 내면의 균형과 외부를 조화롭게 유지하는 단순한 삶을 권유한다.' 이것이 요가와 아유르베다의 공통적인 사상입니다. 오늘날 많은 사람이 이에 공감할 것이라 생각합니다.

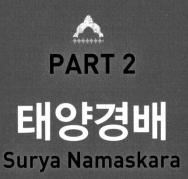

PART 2

태양경배
Surya Namaskara

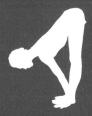

수리야 나마스카라는 아침에 일어나 기도를 올리는 동작에서 시작된 아사나입니다.
여러 가지 자세가 균형적으로 배치되어 있어 초보자에게 추천합니다.
'여덟 부분으로 경배하는 자세'와 '네 부분으로 경배하는 자세'를 소개합니다.

POINT

- 호흡으로 몸을 유도한다고 의식하면서 호흡과 동작의 리듬을 연결해서 동시에 이루어지도록 합니다.
- 몸 안에 에너지가 채워지고 심신이 활성화되는 것을 느낍니다.
- 아침에 일어나 일출과 함께 태양(동쪽)을 향해 수련하는 것이 이상적입니다.

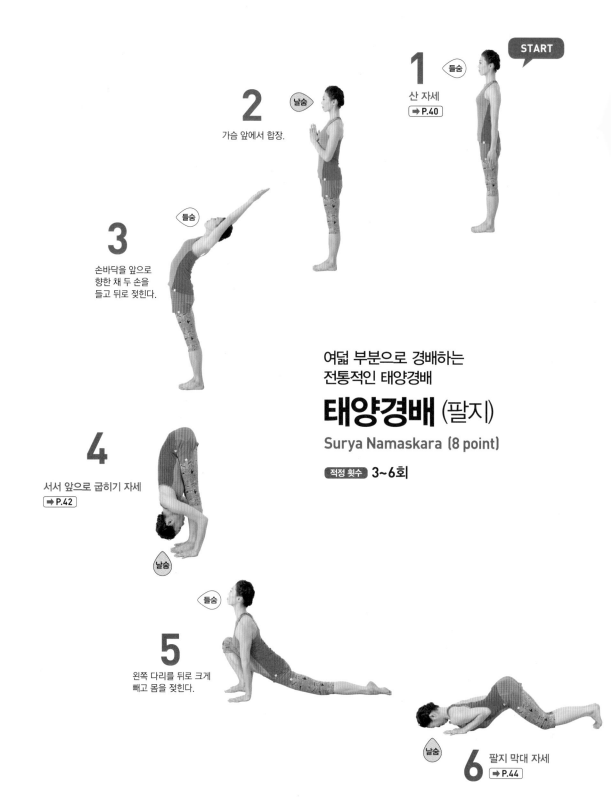

START

1 들숨
산 자세
➡ P.40

2 날숨
가슴 앞에서 합장.

3 들숨
손바닥을 앞으로
향한 채 두 손을
들고 뒤로 젖힌다.

여덟 부분으로 경배하는
전통적인 태양경배

태양경배 (팔지)
Surya Namaskara (8 point)
적정 횟수 **3~6회**

4
서서 앞으로 굽히기 자세
➡ P.42
날숨

5 들숨
왼쪽 다리를 뒤로 크게
빼고 몸을 젖힌다.

날숨
6 팔지 막대 자세
➡ P.44

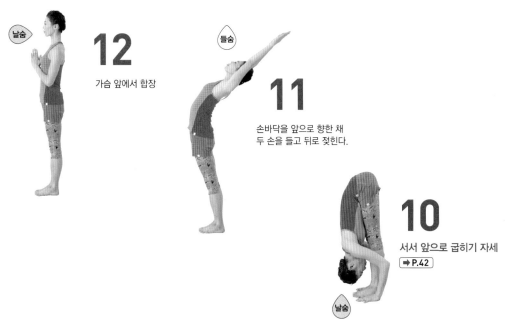

날숨 **12** 가슴 앞에서 합장

들숨 **11** 손바닥을 앞으로 향한 채 두 손을 들고 뒤로 젖힌다.

10 서서 앞으로 굽히기 자세 ➡P.42

날숨

전통적인 버전의 태양경배로, 대지에 엎드리는 6번째 아사나가 팔지 막대 자세(P.44)입니다. 지면에 몸의 여덟 지점을 대는 자세로, 척추를 특히 강하게 자극합니다. 무리해서 몸을 젖히지 않는다는 것만 주의하면 나이에 상관없이 도전할 수 있습니다.

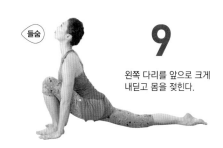

들숨 **9** 왼쪽 다리를 앞으로 크게 내딛고 몸을 젖힌다.

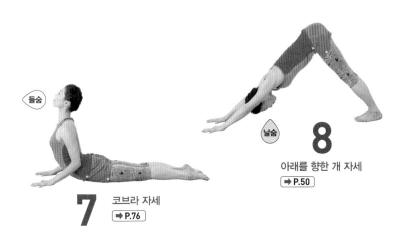

들숨 **7** 코브라 자세 ➡P.76

날숨 **8** 아래를 향한 개 자세 ➡P.50

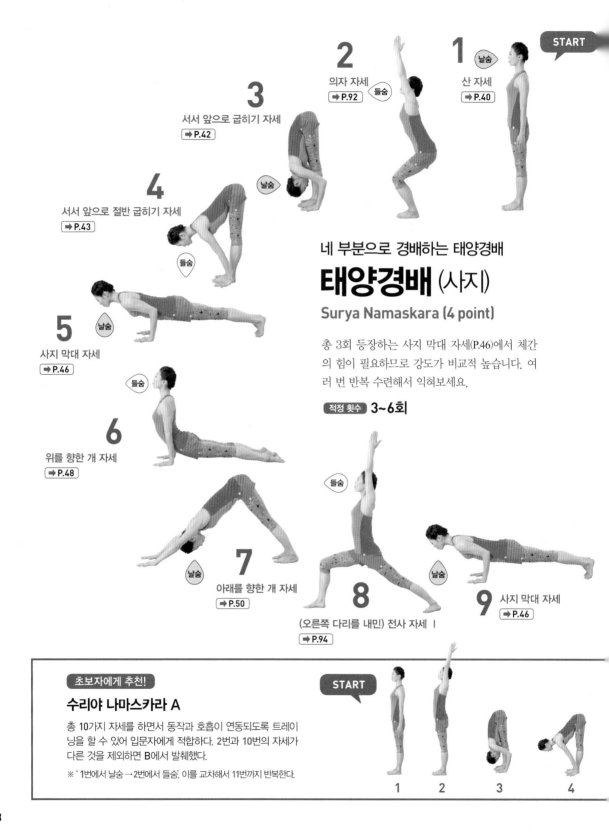

1
날숨
산 자세
➡P.40

2
의자 자세
➡P.92
들숨

3
서서 앞으로 굽히기 자세
➡P.42
날숨

4
서서 앞으로 절반 굽히기 자세
➡P.43
들숨

5
날숨
사지 막대 자세
➡P.46

6
위를 향한 개 자세
➡P.48
들숨

7
아래를 향한 개 자세
➡P.50
날숨

8
(오른쪽 다리를 내민) 전사 자세 Ⅰ
➡P.94
들숨

9
사지 막대 자세
➡P.46
날숨

네 부분으로 경배하는 태양경배

태양경배 (사지)
Surya Namaskara (4 point)

총 3회 등장하는 사지 막대 자세(P.46)에서 체간의 힘이 필요하므로 강도가 비교적 높습니다. 여러 번 반복 수련해서 익혀보세요.

적정 횟수 **3~6회**

초보자에게 추천!

수리야 나마스카라 A

총 10가지 자세를 하면서 동작과 호흡이 연동되도록 트레이닝을 할 수 있어 입문자에게 적합하다. 2번과 10번의 자세가 다른 것을 제외하면 B에서 발췌했다.

※ '1번에서 날숨 → 2번에서 들숨', 이를 교차해서 11번까지 반복한다.

START

1   2   3   4

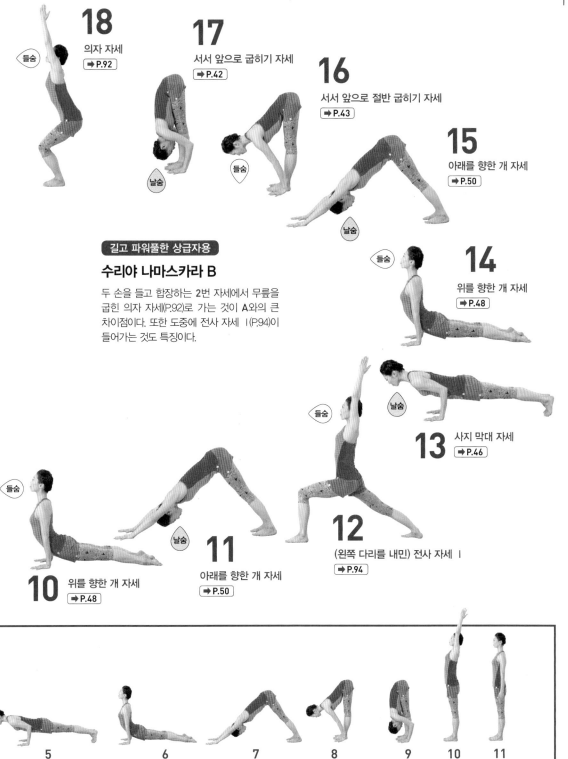

18 의자 자세
➡ P.92

들숨

17 서서 앞으로 굽히기 자세
➡ P.42

날숨

16 서서 앞으로 절반 굽히기 자세
➡ P.43

들숨

15 아래를 향한 개 자세
➡ P.50

날숨

들숨

14 위를 향한 개 자세
➡ P.48

[길고 파워풀한 상급자용]

수리야 나마스카라 B

두 손을 들고 합장하는 2번 자세에서 무릎을
굽힌 의자 자세(P.92)로 가는 것이 A와의 큰
차이점이다. 또한 도중에 전사 자세 I(P.94)이
들어가는 것도 특징이다.

날숨

들숨

13 사지 막대 자세
➡ P.46

들숨

날숨

12 (왼쪽 다리를 내민) 전사 자세 I
➡ P.94

11 아래를 향한 개 자세
➡ P.50

10 위를 향한 개 자세
➡ P.48

5   6   7   8   9   10   11

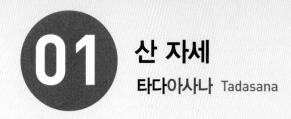

01 산 자세

타다아사나 Tadasana

'사마스티티(Samasthiti)'라고도 불리는 기본적인 직립 자세입니다. 타다는 '산', 사마는 '곧은', 스티티는 '고요하고 견고하게 섬'라는 뜻입니다. 흔들림 없이 우뚝 솟구친 산처럼 몸의 중심축을 단단히 세워 좌우나 전후로 치우치지 않고 똑바로 섭니다.

효과
● 자세가 교정된다.
● 체간이 강화된다.
● 마음이 안정된다.

난이도 ★☆☆☆☆

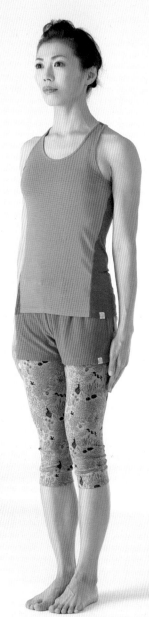

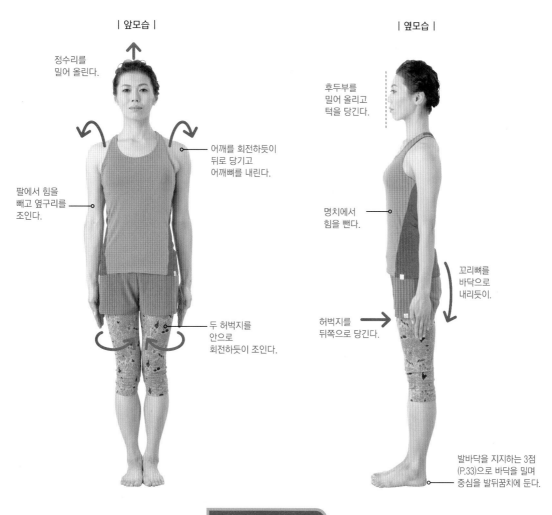

| 앞모습 |

정수리를
밀어 올린다.

어깨를 회전하듯이
뒤로 당기고
어깨뼈를 내린다.

팔에서 힘을
빼고 옆구리를
조인다.

두 허벅지를
안으로
회전하듯이 조인다.

| 옆모습 |

후두부를
밀어 올리고
턱을 당긴다.

명치에서
힘을 뺀다.

꼬리뼈를
바닥으로
내리듯이.

허벅지를
뒤쪽으로 당긴다.

발바닥을 지지하는 3점
(P.33)으로 바닥을 밀며
중심을 발뒤꿈치에 둔다.

산 자세 | 손을 위로 든 산 자세

등을 펴고 똑바로 선다.

체중이 발바닥 전체에 균등하게 실리
도록 선다. 어깨와 팔에서 힘을 빼고
손끝은 아래를 향하도록 내린다. 등을
둥글게 말거나 엉덩이를 내밀지 말고
똑바로 선 자세를 유지하자. 발바닥활
(발의 오목한 부분)을 위로 밀어 올린
다고 의식한다.

01-1 응용 자세

손을 위로 든 산 자세

우르드바 하스타아사나
Urdhva Hastasana

산 자세에서 두 손을 위로 든
자세. 우르드바는 '위', 하스타
는 '손'이라는 뜻이다.

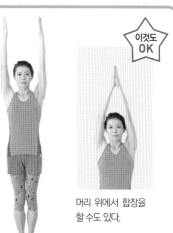

이것도
OK

머리 위에서 합장을
할 수도 있다.

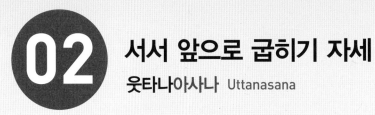

02 서서 앞으로 굽히기 자세
웃타나아사나 Uttanasana

우트는 '강하게'라는 의미의 접두어이며, 타나는 '펴다, 뻗치다'라는 뜻입니다. 척추와 허벅지 뒷면을 강하게 늘이는 자세입니다. 복부가 적당히 자극되어 생리통 완화 등 산부인과 계통의 건강을 개선하는 효과가 있습니다. 거꾸로 서는 자세(역자세)가 아직 익숙하지 않은 경우의 연습 자세로도 도움이 됩니다.

 효과
- 몸 뒷면의 유연성이 향상된다.
- 복부 장기의 기능이 활성화된다.
- 비염이 완화된다.
- 마음이 차분해진다.

난이도 ★★☆☆☆

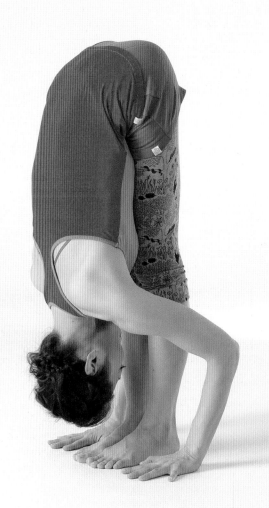

선 자세

앉은 자세

전굴

후굴

비틀기

역자세

밸런스

고관절

이완

등을 펴고 앞으로 굽힌다.

산 자세(P.40)로 서서 숨을 내쉬며 상체를
앞으로 기울인다. 등을 펴고 정수리가 바
닥에 가까워지도록 몸을 접는다.

| 앞모습 |

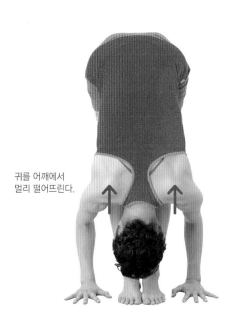

귀를 어깨에서
멀리 떨어뜨린다.

| 옆모습 |

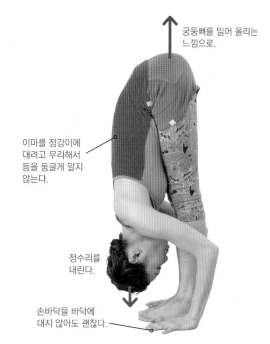

궁둥뼈를 밀어 올리는
느낌으로.

이마를 정강이에
대려고 무리해서
등을 둥글게 말지
않는다.

정수리를
내린다.

손바닥을 바닥에
대지 않아도 괜찮다.

이것도
OK

바닥에 손이 닿지 않으면
무릎을 굽혀도 OK.

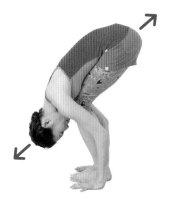

02-1 응용 자세

서서 앞으로
절반 굽히기 자세

아르다 웃타나아사나
Ardha Uttanasana

아르다는 '절반'이라는 뜻
이다. 팔꿈치를 펴고 몸을
앞으로 굽힌다. 등이 굽지
않도록 조심한다.

각도는 45도
정도가 좋다.

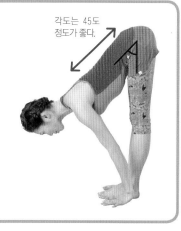

서서 앞으로 굽히기 자세 | 서서 앞으로 절반 굽히기 자세

43

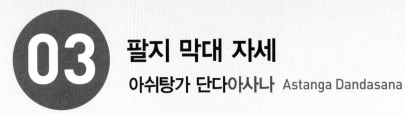

03 팔지 막대 자세

아쉬탕가 단다아사나 Astanga Dandasana

아쉬트는 '8', 앙가는 '가지, 부분'이라는 뜻이며 단다는 '지팡이, 막대'라는 뜻입니다. 두 팔을 막대 삼아 몸을 지탱하고 이마(혹은 턱), 가슴, 두 손, 두 무릎, 두 발끝까지 몸의 여덟 부위를 바닥에 댑니다. 태양을 향한 경배인 수리야 나마스카라(P.36)에 포함된 자세입니다.

효과
● 등 근육이 강화된다.
● 위팔이 탄탄해진다.
● 마음이 안정된다.

난이도 ★★☆☆☆

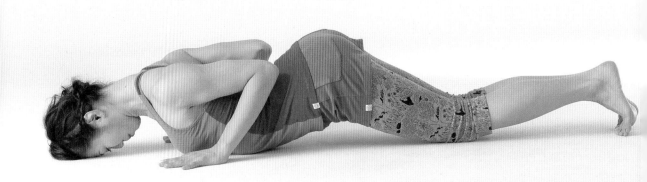

선 자세

앉은 자세

전굴

후굴

비틀기

역자세

밸런스

고관절

이완

팔
지
막
대
자
세

1 무릎을 꿇고 엎드린다.

두 무릎을 가지런히 모으고 두 손을 어깨너비로 벌려 엎드린다.

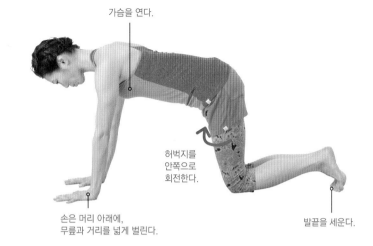

가슴을 연다.

허벅지를 안쪽으로 회전한다.

손은 머리 아래에, 무릎과 거리를 넓게 벌린다.

발끝을 세운다.

2 팔꿈치를 구부려 이마를 바닥에 댄다.

팔꿈치를 몸 쪽으로 당기듯이 구부리면서 상체를 내린다. 가슴을 두 손 사이에 놓고 머리를 내려 이마를 바닥에 댄다.

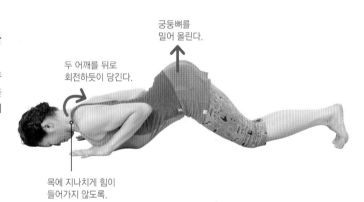

궁둥뼈를 밀어 올린다.

두 어깨를 뒤로 회전하듯이 당긴다.

목에 지나치게 힘이 들어가지 않도록.

이것도 OK

목 앞쪽을 펴 턱을 바닥에 댄다.

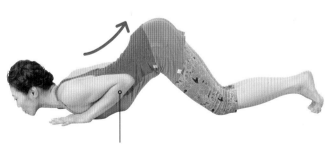

겨드랑이를 조여 팔꿈치가 벌어지지 않도록.

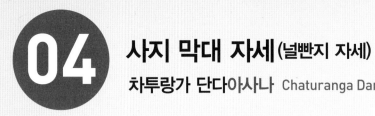

04 사지 막대 자세(널빤지 자세)
차투랑가 단다아사나 Chaturanga Dandasana

차투르는 '4', 앙가는 '부분', 단다는 '막대'라는 뜻입니다. 두 손과 두 발, 총 몸의 네 부위를 바닥에 대고 몸을 지탱하는 자세입니다. 몸을 일직선으로 곧게 유지하기 위해서는 강한 체간의 힘이 필요합니다. 배와 허벅지를 당겨 올린다고 의식하고, 겨드랑이 부근의 근육을 조이는 것이 요령입니다.

 ● 팔이 탄탄해진다.
　　● 체간이 강화된다.
　　● 자세가 교정된다.
　　● 긍정적인 감정을 불러일으킨다.

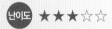 ★★★☆☆

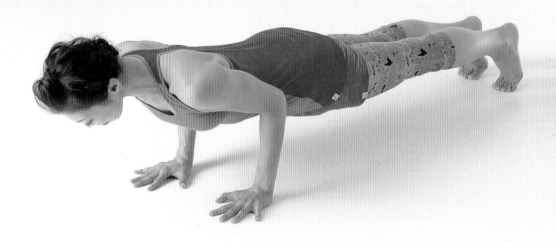

선 자세

앉은 자세

전굴

후굴

비틀기

역자세

밸런스

고관절

이완

1 **몸을 일직선으로 펴고 두 팔로 지탱한다.**

무릎을 꿇고 엎드려 한쪽 다리씩 뒤로 편다. 산 자세(P.40)처럼 발꿈치부터 머리까지 일직선을 유지하며 두 손과 두 발만으로 바닥을 짚는다.

초보자는
여기까지

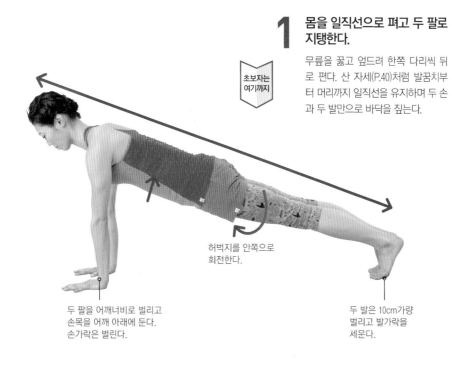

허벅지를 안쪽으로
회전한다.

두 팔을 어깨너비로 벌리고
손목을 어깨 아래에 둔다.
손가락은 벌린다.

두 발은 10cm가량
벌리고 발가락을
세운다.

2 **팔꿈치를 구부려 몸을 바닥과 수평 상태로 유지한다.**

겨드랑이 주변 근육을 조이듯이 팔꿈치를 굽히고 몸을 바닥 가까이 내린다. 몸과 바닥이 수평이 될 때까지 팔꿈치를 굽힌다.

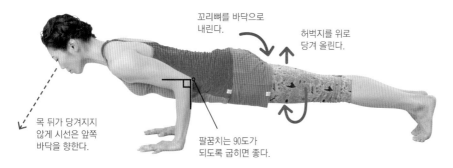

꼬리뼈를 바닥으로
내린다.

허벅지를 위로
당겨 올린다.

목 뒤가 당겨지지
않게 시선은 앞쪽
바닥을 향한다.

팔꿈치는 90도가
되도록 굽히면 좋다.

사지막대자세 (널빤지 자세)

47

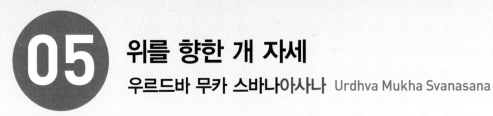

05 위를 향한 개 자세

우르드바 무카 스바나아사나 Urdhva Mukha Svanasana

우르드바는 '위' 무카는 '얼굴', 스바나는 '개'라는 뜻입니다. 개가 기지개를 켜는 것처럼 머리를 위로 향하며 몸을 크게 젖히는 자세로, 업독 자세라고도 흔히 말합니다. 몸의 앞면이 쭉 늘여져 몸이 활성화되고 활력을 띱니다. 가슴을 활짝 열어주는 자세로 호흡기 계통의 문제를 개선하는 효과도 있습니다.

 효과
- 호흡 기능이 좋아진다.
- 체간이 강화된다.
- 긍정적인 감정을 불러일으킨다.
- 복부 유연성이 향상된다.

 난이도 ★★★☆☆

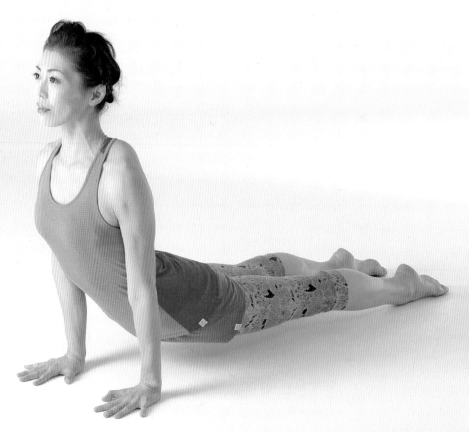

위를 향한 개 자세

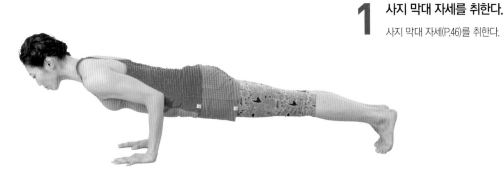

1 사지 막대 자세를 취한다.

사지 막대 자세(P.46)를 취한다.

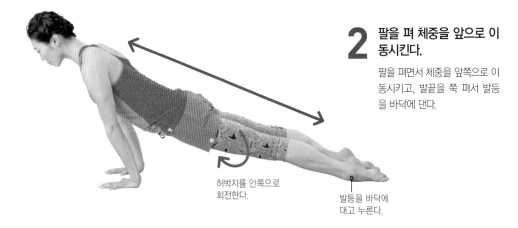

2 팔을 펴 체중을 앞으로 이동시킨다.

팔을 펴면서 체중을 앞쪽으로 이동시키고, 발끝을 쭉 펴서 발등을 바닥에 댄다.

허벅지를 안쪽으로 회전한다.

발등을 바닥에 대고 누른다.

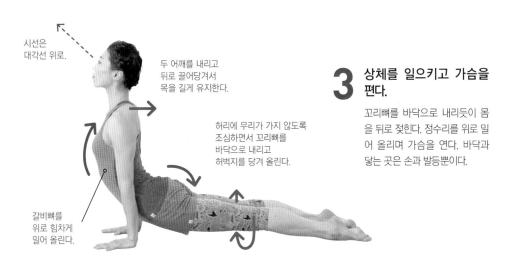

시선은 대각선 위로.

두 어깨를 내리고 뒤로 끌어당겨서 목을 길게 유지한다.

허리에 무리가 가지 않도록 조심하면서 꼬리뼈를 바닥으로 내리고 허벅지를 당겨 올린다.

갈비뼈를 위로 힘차게 밀어 올린다.

3 상체를 일으키고 가슴을 편다.

꼬리뼈를 바닥으로 내리듯이 몸을 뒤로 젖힌다. 정수리를 위로 밀어 올리며 가슴을 연다. 바닥과 닿는 곳은 손과 발등뿐이다.

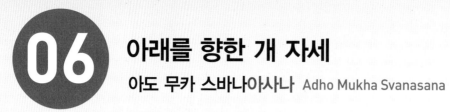

06 아래를 향한 개 자세
아도 무카 스바나아사나 Adho Mukha Svanasana

아도는 '아래', 무카는 '얼굴', 스바나는 '개'라는 뜻입니다. 다운독이라는 명칭으로도 친숙하지요 개가
기지개를 켜는 자세를 모방한 자세로, 위를 향한 개 자세(P.48)와 반대되는 동작입니다. 전신을 활발
하게 사용하는 자세입니다.

 효과
● 어깨 결림이 완화된다.
● 다리가 탄탄해진다.
● 체간이 강화된다.
● 척추가 교정된다.

난이도 ★★★☆☆

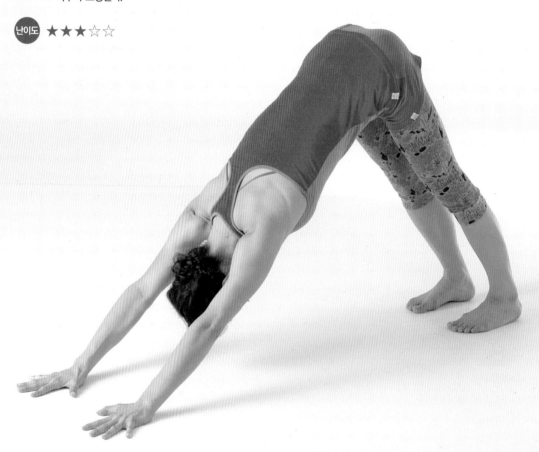

선 자세

앉은 자세

전굴

후굴

비틀기

역자세

밸런스

고관절

이완

아
래
를
향
한
개
자
세

1 무릎을 꿇고 엎드려 허리를 내리고 상체를 편다.

무릎을 꿇고 엎드린 자세에서 발꿈치 위에 엉덩이를 올린다. 이때 발가락은 세울 것. 팔을 쭉 편다.

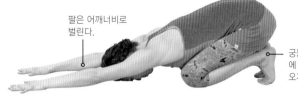

팔은 어깨너비로 벌린다.

궁둥뼈 아래에 발꿈치가 오게 한다.

2 허리를 들고 무릎을 편다.

엉덩이를 발꿈치에서 들어 올리면서 무릎을 펴고, 허리도 위로 밀어 올린다.

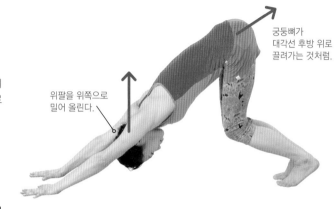

궁둥뼈가 대각선 후방 위로 끌려가는 것처럼.

위팔을 위쪽으로 밀어 올린다.

3 무릎을 뻗고 허리를 밀어 올린다.

무릎을 쭉 펴고, 손목부터 엉덩이까지 일직선이 되도록 척추를 곧게 편다.

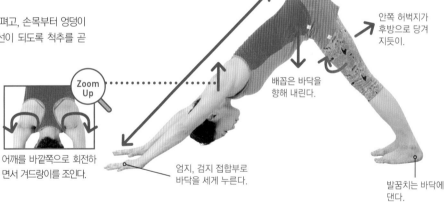

안쪽 허벅지가 후방으로 당겨지듯이.

배꼽은 바닥을 향해 내린다.

Zoom Up

어깨를 바깥쪽으로 회전하면서 겨드랑이를 조인다.

엄지, 검지 접합부로 바닥을 세게 누른다.

발꿈치는 바닥에 댄다.

보조 도구 활용

블록을 발꿈치 아래에 댄다.

발꿈치 아래에 블록을 놓으면 다리 유연성이 좋지 않아도 자세를 쉽게 잡을 수 있다.

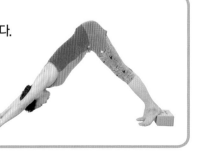

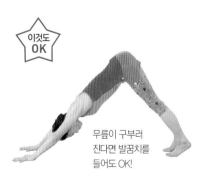

이것도 OK

무릎이 구부러진다면 발꿈치를 들어도 OK!

51

요가와 아유르베다 ②

식사와 3가지 구나

'구나(Guna)'는 도샤(P.34)와는 또 다른 속성으로 에너지의 상태를 표현하는 용어입니다. 구나는 '라자스(Rajas, 활동성)', '타마스(Tamas, 정체성)', '사트바(Sattva, 순수성)' 이렇게 3가지로 이루어져 있습니다.

라자스는 공격적인 성질로 차분하지 못한 상태이며, 타마스는 무기력하고 어두운 성질입니다. 한편, 사트바는 조화롭고 충족된 상태인 순수한 성질이지요. 이 3가지 구나의 변화를 보통 물에 비유해서 설명합니다. 타마스는 얼음, 라자스는 물, 사트바는 수증기입니다. 외적 요소의 작용으로 굳었다가(정체), 녹았다가(활동), 기화하기(순수)를 반복합니다. 라자스가 얼음을 녹여 활동성을 주고, 타마스가 수증기를 물로 바꿔 안정시키는 상호 작용도 합니다. 구나가 사트바 상태이면 마음이 안정적이고 만족에 겨운 상태가 된다고 보지요.

우리가 먹는 음식은 사트바를 높이고 구나의 균형을 유지하는 데 중요한 영향을 미칩니다. 자극이 강하고 맛이 지나치게 강한 음식은 라자스를 높입니다. 우리에게 힘을 주지만 지나치게 많이 먹으면 초조해집니다. 타마스는 만든 지 시간이 경과한 음식, 오래된 음식, 레토르트 식품 등을 먹을 때 높아집니다. 이런 것을 과잉 섭취하면 몸과 마음이 무거워집니다. 순수한 성질인 사트바를 높이려면 신선한 재료로 갓 만든 따뜻한 요리를 먹어야 합니다.

매일 먹는 음식물은 우리의 몸과 마음에 크게 영향을 미칩니다. 평소 내 몸이 무엇을 원하는지, 마음 상태가 어떠하기를 바라는지 의식하고 식사를 관리하면, 관대함과 행복을 주는 사트바가 높아질 것입니다.

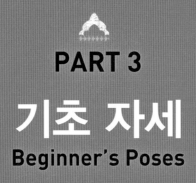

PART 3

기초 자세
Beginner's Poses

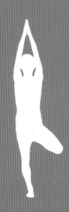

요가의 기본적인 자세를 크게 '좌법'과 '입문'으로 나누어 실었습니다.
몸의 기초를 만드는 동시에 상급 자세로 나아갈 준비를 하는 단계입니다.
초보자는 우선 이 자세들을 연습한 후에 다음 단계로 나갈 수 있습니다.

기본 **좌법**

좌법이란 명상하면서 호흡을 편안하게 하기 위한 자세입니다. 우리는 안정적이고 쾌적하게 좌법을 유지하기 위해 다양한 자세를 수련합니다. 가장 기본적이면서도 중요한 아사나입니다.

효과
- ● 자세가 교정된다.
- ● 마음이 안정된다.
- ● 스트레스가 해소된다.
- ● 자율신경의 균형이 조정된다.

★ 07~10은 다리를 바꿔 좌우 균등하게 하는 것이 이상적이다.

 07 ## 안락좌
수카아사나 Sukhasana

수카는 '편안한'이라는 뜻입니다. 인도의 전통적인 좌법 중 하나로 책상다리를 하고 앉는 자세를 생각하면 됩니다.

난이도 ★☆☆☆☆

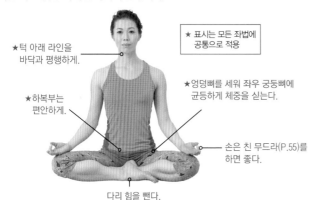

★턱 아래 라인을 바닥과 평행하게.

★표시는 모든 좌법에 공통으로 적용

★엉덩뼈를 세워 좌우 궁둥뼈에 균등하게 체중을 싣는다.

★하복부는 편안하게.

손은 친 무드라(P.55)를 하면 좋다.

다리 힘을 뺀다.

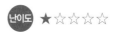 보조 도구 활용

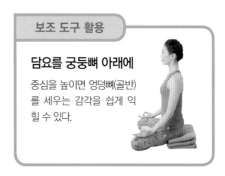

담요를 궁둥뼈 아래에

중심을 높이면 엉덩뼈(골반)를 세우는 감각을 쉽게 익힐 수 있다.

 08 ## 연꽃좌
파드마아사나 Padmasana

파드마는 '연꽃'이라는 뜻입니다. 이 자세는 고관절이 유연해야 합니다.

난이도 ★★★☆☆

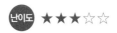 ! 무릎에 통증이 느껴지면 하지 말 것.

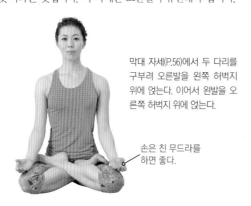

막대 자세(P.56)에서 두 다리를 구부려 오른발을 왼쪽 허벅지 위에 얹는다. 이어서 왼발을 오른쪽 허벅지 위에 얹는다.

손은 친 무드라를 하면 좋다.

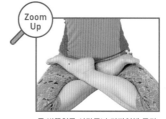

Zoom Up

두 발꿈치를 사타구니 가까이에 둔다.

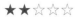

09 달인좌
싯다아사나 Siddhasana

싯다는 '달인'이라는 뜻입니다. 음부와 항문 사이인 회음부를 자극해 에너지를 각성시키는 자세입니다.

난이도 ★★☆☆☆

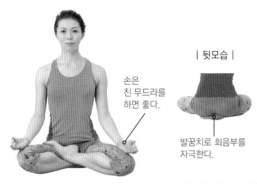

손은 친 무드라를 하면 좋다.

| 뒷모습 |

발꿈치로 회음부를 자극한다.

막대 자세(P.56)에서 두 다리를 구부려 오른쪽 발꿈치를 회음부 아래에 대고 허리를 내린다. 이어서 왼쪽 발꿈치를 두덩뼈에 대듯이 오른쪽 허벅지 위에 얹는다.

10 길상좌
스바스티카아사나 Svastikasana

스바스티카는 길상(경사스러움, 상서로움)의 표시인 '卍'을 뜻합니다. 다리 형태가 卍과 비슷해서 붙은 이름입니다.

난이도 ★★★☆☆

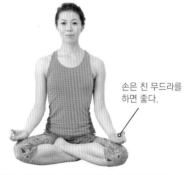

손은 친 무드라를 하면 좋다.

막대 자세(P.56)에서 두 다리를 구부린다. 두 발끝을 반대쪽 다리의 무릎 뒤에 끼운다.

11 금강좌
바즈라아사나 Vajrasana

바즈라는 '금강'이라는 뜻입니다. 똑바로 단단히 앉는 방식으로, 보통 정좌라고 말하는 자세입니다.

난이도 ★☆☆☆☆

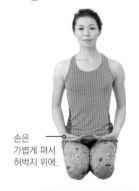

| 뒷모습 |

다리를 겹치지 않는다.

손은 가볍게 펴서 허벅지 위에.

무릎 꿇고 정좌한다. 두 발이 항문 옆에 오도록 자연스럽게 발꿈치를 벌린다.

보조 도구 활용

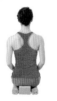

블록을 엉덩이 아래에 놓는다.

블록을 다리 사이에 끼우듯이 놓고 앉는다. 무릎의 부담을 덜 수 있다.

대표적인 명상용 무드라

무드라란 '수인, 열쇠, 상징'이라는 뜻이다. 이 책에서는 손가락이나 손을 움직여 신체 에너지를 조정하는 것을 가리킨다.

친 무드라
Chin Mudra

대우주를 상징하는 엄지와 소우주를 상징하는 검지를 맞닿게 하는 무드라. 경락을 맞대어 에너지를 순환시킨다.

안잘리 무드라
Anjali Mudra

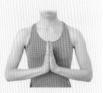

두 손바닥을 맞대는 무드라. 보통 '합장'이라고 부른다. 목덜미가 펴지고 가슴이 벌어져서 호흡하기 편하다.

12 막대 자세

단다아사나 Dandasana

단다는 '막대'라는 뜻으로, 바닥을 짚은 팔이 막대기와 같다고 여겨 붙은 이름입니다. 두 다리를 쭉 펴고 앉아 손으로 바닥을 누르듯이 몸을 지탱합니다. 앉은 자세의 기본이 되는 자세입니다. 갈비뼈를 사방으로 벌리듯이 등을 쭉 펴고 앉아 궁둥뼈를 바닥에 수직으로 세우는 감각을 익혀보세요.

효과
- 자세가 교정된다.
- 체간이 강화된다.
- 골반이 교정된다.
- 마음이 안정된다.

난이도 ★★☆☆☆

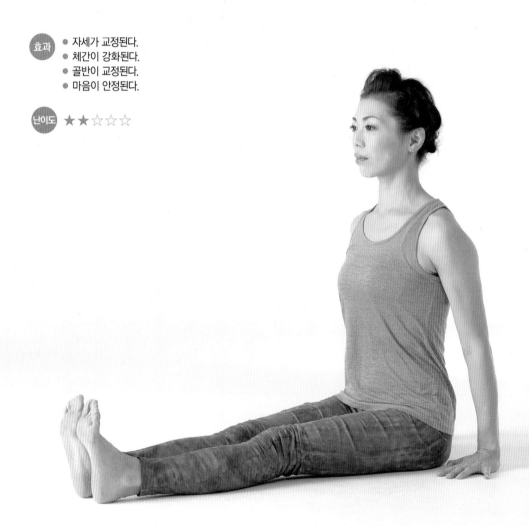

선 자세

앉은 자세

전굴

후굴

비틀기

역자세

밸런스

고관절

이완

막대자세

| 앞모습 |

두 다리를 펴고 앉아 상체를 세운다.

두 다리를 앞으로 쭉 펴고 앉는다. 두 손을 바닥에 대고 몸을 지탱하며 몸이 L자가 되도록 등을 편다. 허리가 둥글게 말리지 않도록 엉덩뼈를 세우고 궁둥뼈에 체중을 싣는다.

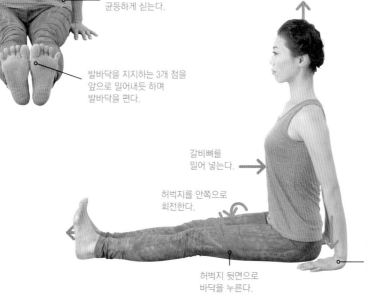

좌우 궁둥뼈에 체중을 균등하게 싣는다.

발바닥을 지지하는 3개 점을 앞으로 밀어내듯 하며 발바닥을 편다.

| 옆모습 |

정수리를 밀어 올린다.

갈비뼈를 밀어 넣는다.

허벅지를 안쪽으로 회전한다.

허벅지 뒷면으로 바닥을 누른다.

손은 컵 핸즈(P.97)를 해도 좋다. 이때는 팔꿈치를 뒤로 구부린다.

보조 도구 활용

담요와 블록을 사용한다.

담요를 궁둥뼈 아래에 깔고 블록 2개를 손 아래에 놓는다. 중심이 높아져서 엉덩뼈를 세우는 감각을 쉽게 파악할 수 있다.

앉아서 앞으로 굽히기 자세

파스치모타나아사나 Paschimottanasana

파스치마가 '등, 서쪽', 웃타나가 '강하게 펴다'라는 뜻입니다. 두 다리를 펴고 앉은 자세에서 상체를 앞으로 굽혀(전굴) 등을 펴는 자세입니다. 척추 전체의 피로를 풀어주고 소화 기능을 개선하며, 복부 장기를 활성화시키는 작용을 합니다.

 ● 척추 유연성이 향상된다.
● 복부 장기의 기능이 활성화된다.
● 비염이 완화된다.
● 산부인과 계통의 건강이 개선된다.

 ★★☆☆☆

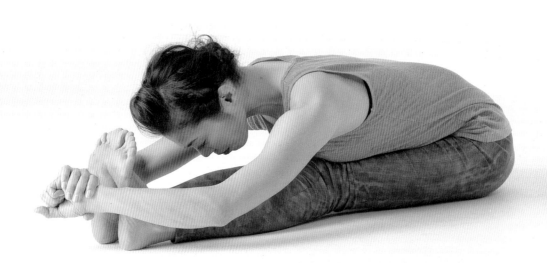

1 막대 자세에서 손을 위로 든다.

막대 자세(P.56)로 앉아 두 손을 위로 올린다.

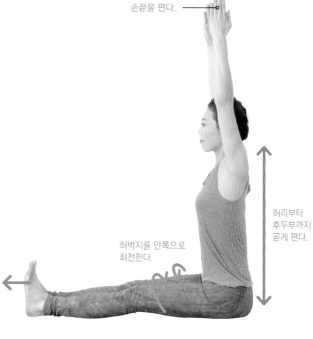

손끝을 편다.

허리부터 후두부까지 곧게 편다.

허벅지를 안쪽으로 회전한다.

2 몸을 앞으로 굽혀 두 발을 잡는다.

등을 편 상태로 몸을 앞으로 굽혀 두 손으로 두 발을 잡는다.

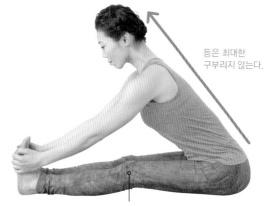

등은 최대한 구부리지 않는다.

무릎을 구부리지 않는다.

3 더 깊게 굽힌다.

숨을 내쉬며 더 깊이 몸을 굽힌다. 손을 발보다 더 멀리 뻗어 두 발을 가두듯이 한 손으로 다른 한 손을 붙잡는다.

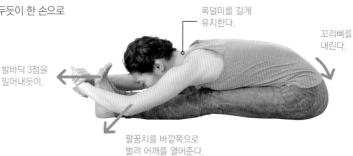

목덜미를 길게 유지한다.

꼬리뼈를 내린다.

발바닥 3점을 밀어내듯이.

팔꿈치를 바깥쪽으로 벌려 어깨를 열어준다.

앉아서 앞으로 굽히기 자세

14 영웅 자세

비라아사나 Virasana

비라는 '영웅'이라는 뜻입니다. 기본 좌법(P.54)과 마찬가지로 몸을 편하게 쉴 수 있어 명상할 때 취하면 좋은 자세 중 하나입니다. 무릎과 발목에 부담이 가면 하지 않습니다.

 효과
- 고관절, 발목 유연성이 향상된다.
- 골반이 교정된다.
- 마음이 안정된다.

 난이도 ★★☆☆☆

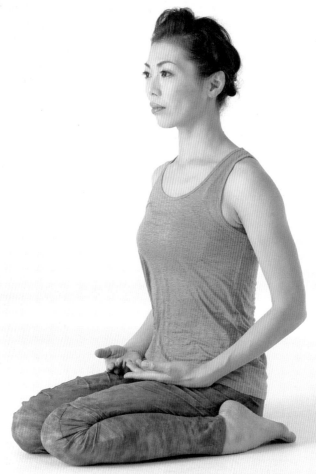

선 자세

앉은 자세

전굴

후굴

비틀기

역자세

밸런스

고관절

이완

1 무릎으로 서서 장딴지에 손을 댄다.

다리를 허리 너비로 벌리고 무릎으로 선다. 장딴지에 손을 대고 살을 발꿈치 쪽으로 미는 것처럼 하며 허리를 내린다.

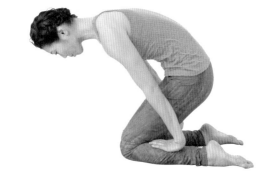

| 뒷모습 |

2 발꿈치 사이에 허리를 내린다.

두 손을 장딴지에서 떼고 두 발꿈치 사이에 허리를 내린다. 등을 펴고 손은 허벅지 위에 놓는다. 두 허벅지는 안쪽으로 회전한다.

어깨를 뒤로 당긴다.

손바닥을 위로.

엉덩뼈를 세운다.

궁둥뼈를 좌우 균등하게 바닥에 댄다.

14-1 응용 자세

누운 영웅 자세

숩타 비라아사나 Supta Virasana

숩타는 '눕다'라는 뜻이다. 영웅 자세에서 그대로 위를 보고 누워 두 손을 머리 위로 올린다.

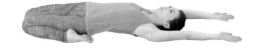

보조 도구 활용

블록을 엉덩이 아래에 놓는다.

엉덩뼈를 세우는 감각을 쉽게 파악할 수 있고 무릎에 가는 부담도 줄일 수 있다.

블록은 가로로 놓아도 좋다.

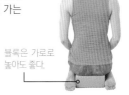

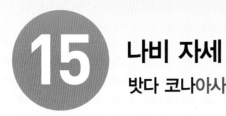

나비 자세

밧다 코나아사나 Baddha Konasana

밧다는 '억누르다, 구속하다', 코나는 '각도'라는 뜻입니다. 고관절을 벌리는 자세로, 엉덩뼈의 좌우 균형을 잡아주는 효과가 있습니다. 이 자세를 취하고 차분하게 호흡을 반복하면 깊은 휴식을 취한 효과를 얻을 수 있습니다.

 효과
- 고관절 유연성이 향상된다.
- 등의 결림이 완화된다.
- 마음이 안정된다.
- 산부인과 계통의 건강이 개선된다.

난이도 ★★☆☆☆

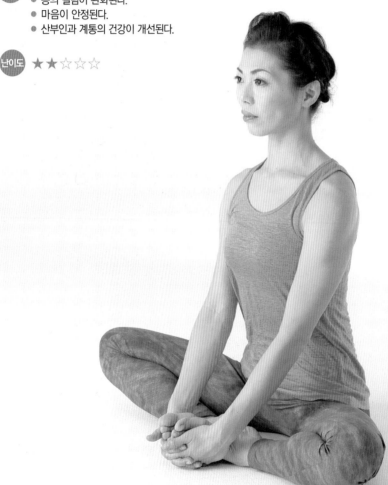

선 자세

앉은 자세

전굴

후굴

비틀기

역자세

밸런스

고관절

이완

발바닥을 맞대고 앉아 발을 붙잡는다.

막대 자세(P.56)에서 두 다리를 구부려 두 발바닥을 맞댄다. 두 손으로 발등을 붙잡고 등을 곧게 편다.

| 앞모습 |

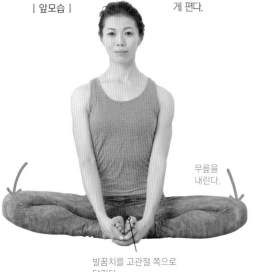

무릎을
내린다.

발꿈치를 고관절 쪽으로
당긴다.

| 옆모습 |

하복부부터
끌어 올리듯이.

어깨를 뒤로
당긴다.

엉덩뼈를
세운다.

허벅지를 바깥쪽으로
회전한다.

상급자는
도전!

몸을 앞으로 굽혀 손을 최대한 멀리 둔다. 요통 완화에 효과적이다.

손을 멀리
뻗는다.

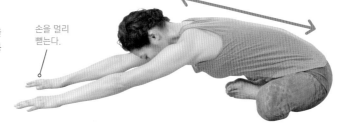

15-1 응용 자세

누운 나비 자세

숩타 밧다 코나아사나
Supta Baddha Konasana

발바닥을 맞댄 채 상체를 뒤로 쓰러뜨려 위를 보고 눕는다. 팔은 머리 위에서 교차해 붙잡는다.

팔을 허리 옆에
내려도 된다.

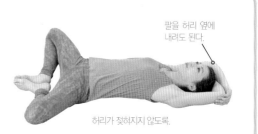

허리가 젖혀지지 않도록.

16 아기 자세

발라아사나 Balasana

발라는 '아기'라는 뜻입니다. 등과 허리, 목에 힘을 빼고 이완하는 자세입니다. 뒤로 젖히는 자세(후굴 자세)를 한 다음이나 거꾸로 서는 자세(역자세)를 하기 전후에 호흡을 정돈하며 휴식하는 단계로 적합합니다.

 효과
- 요통이 완화된다.
- 변비가 해소된다.
- 불면증이 완화된다.
- 마음이 안정된다.

 난이도 ★☆☆☆☆

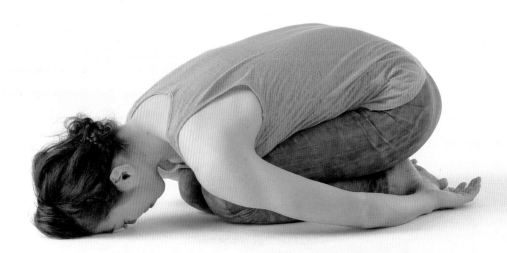

| 옆모습 |

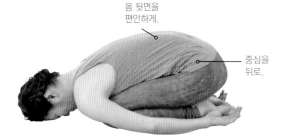

몸 뒷면을
편안하게.

중심을
뒤로.

**무릎을 꿇고 앉아 상체를 앞으로
기울여 바닥에 머리를 대고 온몸
의 힘을 뺀다.**

무릎을 꿇고 엎드린 자세에서 발꿈치 위
로 허리를 내려서 무릎을 꿇고 앉는 자세
로 바꾼다. 상체를 앞으로 기울이며 손을
바닥에 대고 이마도 바닥에 댄다. 팔을 몸
옆에 내려놓고 편하게 쉰다.

| 뒷모습 |

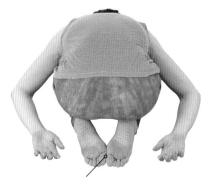

발끝을 가지런히
모은다.

이것도
OK

주먹을 가볍게 쥐고 서로 겹쳐 이마 아
래에 놓는다. 몸이 바닥과 수평이 되어
머리로 가는 혈류가 안정된다.

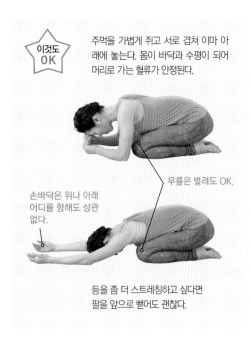

무릎은 벌려도 OK.

손바닥은 위나 아래
어디를 향해도 상관
없다.

등을 좀 더 스트레칭하고 싶다면
팔을 앞으로 뻗어도 괜찮다.

16-1 응용 자세

토끼 자세

사상카아사나
Sasankasana

무릎을 꿇고 엎드린 자세에서 정수
리를 바닥에 대고, 두 손을 뒤로 돌
려 붙잡고 위로 든다. 두통이나 눈의
피로 해소에 효과적인 자세다.

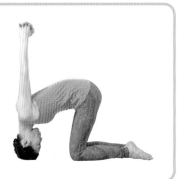

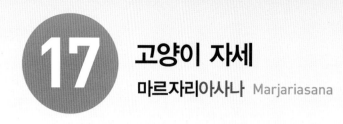

고양이 자세

마르자리아사나 Marjariasana

마르자리는 '고양이'라는 뜻입니다. 고양이처럼 무릎을 꿇고 엎드려 등을 젖히거나 둥글게 말기를 반복합니다. 원래 등을 젖히는 것은 소 자세, 둥글게 마는 것을 고양이 자세라고 하는데, 젖혔다가 둥글게 말기를 반복하기 때문에 고양이-소 자세, 캣 앤 카우라고도 부릅니다.

 효과
- 호흡 기능이 좋아진다.
- 어깨 결림이 완화된다.
- 요통이 완화된다.
- 변비가 해소된다.

 난이도 ★★☆☆☆

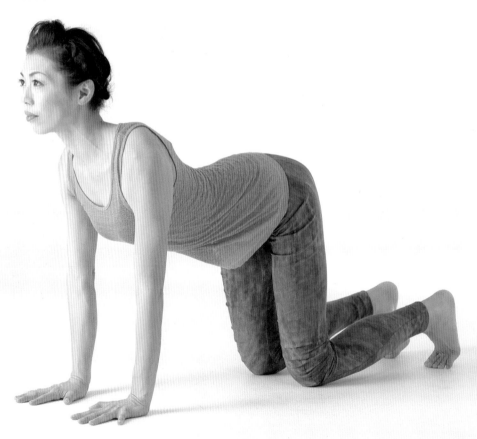

선 자세

앉은 자세

전굴

후굴

비틀기

역자세

밸런스

고관절

이완

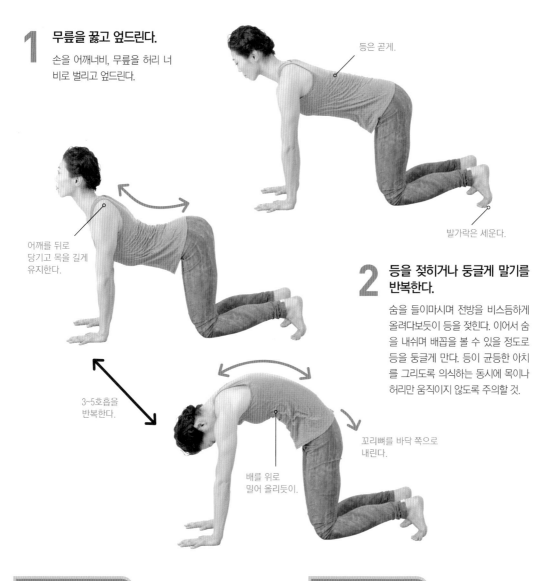

1 **무릎을 꿇고 엎드린다.**

손을 어깨너비, 무릎을 허리 너비로 벌리고 엎드린다.

등은 곧게.

발가락은 세운다.

어깨를 뒤로 당기고 목을 길게 유지한다.

3~5호흡을 반복한다.

2 **등을 젖히거나 둥글게 말기를 반복한다.**

숨을 들이마시며 전방을 비스듬하게 올려다보듯이 등을 젖힌다. 이어서 숨을 내쉬며 배꼽을 볼 수 있을 정도로 등을 둥글게 만다. 등이 균등한 아치를 그리도록 의식하는 동시에 목이나 허리만 움직이지 않도록 주의할 것.

꼬리뼈를 바닥 쪽으로 내린다.

배를 위로 밀어 올리듯이.

고양이 자세 — 기지개 켜는 강아지 자세 — 바늘에 실 넣는 자세

17-1 응용 자세

기지개 켜는 강아지 자세

웃타나 시쇼사나
Uttana Shishosana

웃타나는 '늘이다', 시쇼사나는 '강아지'라는 뜻이다. 강아지가 몸을 쭉 늘이며 기지개를 켜는 자세를 모방한 자세다.

가슴을 크게 젖힌다.

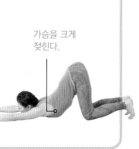

17-2 응용 자세

바늘에 실 넣는 자세

자세에 들어갈 때, 겨드랑이 아래로 팔을 넣는 것처럼 한다는 이유에서 붙은 이름이다.

위를 향해 든다.

어깨를 바닥에 댄다.

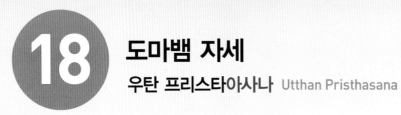

18 도마뱀 자세

우탄 프리스타아사나 Utthan Pristhasana

바닥을 기어가는 도마뱀의 모습과 비슷한 자세입니다. 고관절을 앞뒤로 크게 벌리고 몸을 바닥과 수평으로 유지해야 하므로, 고관절이 유연하고 체간의 힘이 좋아야 합니다. 좌우 균등하게 하면 엉덩뼈 뒤틀림을 교정하는 효과가 있습니다.

 ● 고관절 유연성이 향상된다.
● 체간이 강화된다.
● 엉덩뼈가 교정된다.
● 신체 에너지가 높아진다.

 ★★★☆☆

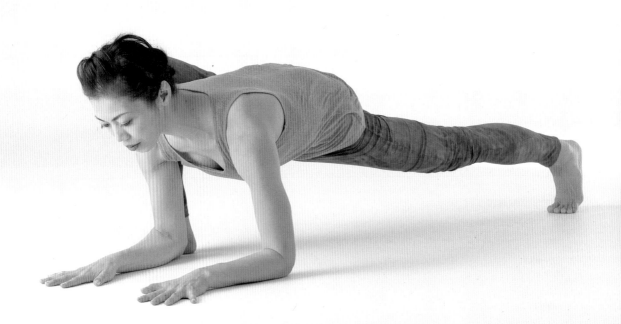

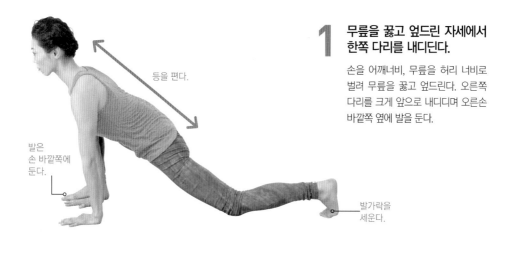

등을 편다.

발은 손 바깥쪽에 둔다.

발가락을 세운다.

1 무릎을 꿇고 엎드린 자세에서 한쪽 다리를 내디딘다.

손을 어깨너비, 무릎을 허리 너비로 벌려 무릎을 꿇고 엎드린다. 오른쪽 다리를 크게 앞으로 내디디며 오른손 바깥쪽 옆에 발을 둔다.

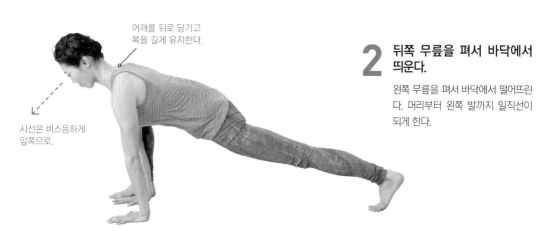

어깨를 뒤로 당기고 목을 길게 유지한다.

시선은 비스듬하게 앞쪽으로.

2 뒤쪽 무릎을 펴서 바닥에서 띄운다.

왼쪽 무릎을 펴서 바닥에서 떨어뜨린다. 머리부터 왼쪽 발까지 일직선이 되게 한다.

도마뱀자세

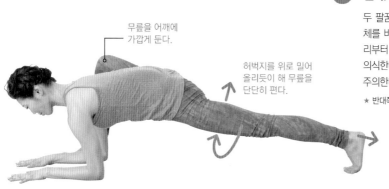

무릎을 어깨에 가깝게 둔다.

허벅지를 위로 밀어 올리듯이 해 무릎을 단단히 편다.

3 두 팔꿈치를 구부려 바닥에 댄다.

두 팔꿈치를 구부려 바닥에 대고 상체를 바닥과 수평이 되게 한다. 정수리부터 왼쪽 발까지 일직선이 되도록 의식한다. 허리가 둥글게 말리지 않게 주의한다.

★ 반대쪽도 동일하게 한다.

19 나무 자세

브릭샤아사나 Vrksasana

브릭샤는 '나무'라는 뜻으로, 대지에 단단히 뿌리를
내리고 흔들림 없이 우뚝 선 나무를 본뜬 자세입니다.
다리 전체 근육을 단련해 탄탄하게 조여주고
집중력을 높여주는 효과도 있습니다.
몸에서 힘을 빼고 차분히 호흡을 느끼며
균형을 잡아보세요.

 효과
● 다리가 강화된다.
● 자세가 교정된다.
● 마음이 안정된다.
● 균형 감각이 향상된다.

 난이도 ★★★☆☆

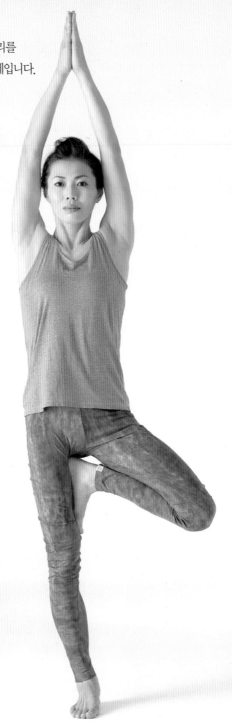

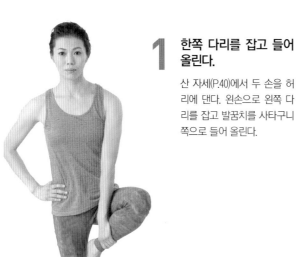

1 한쪽 다리를 잡고 들어 올린다.

산 자세(P.40)에서 두 손을 허리에 댄다. 왼손으로 왼쪽 다리를 잡고 발꿈치를 사타구니 쪽으로 들어 올린다.

발바닥 3점으로 바닥을 단단히 밟는다.

선 자세

앉은 자세

전굴

후굴

비틀기

역자세

밸런스

고관절

이완

나무자세

이것도 OK

균형을 잡기 어려우면 이렇게 하자. 가슴 앞에서 합장하고 발꿈치를 다른 쪽 발의 복사뼈까지 올린다.

발가락 끝만 바닥에 댄다.

복사뼈를 무릎에 거는 것처럼 올리고 무릎을 바깥쪽으로 벌린다.

정강이를 바닥과 수평으로.

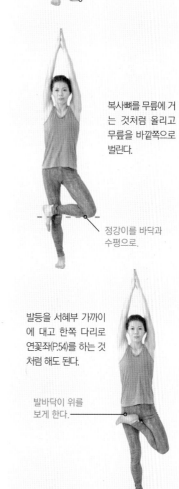

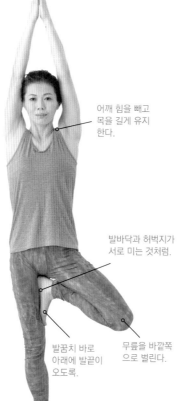

어깨 힘을 빼고 목을 길게 유지한다.

발바닥과 허벅지가 서로 미는 것처럼.

발꿈치 바로 아래에 발끝이 오도록.

무릎을 바깥쪽으로 벌린다.

2 가슴 앞에서 합장하고 팔을 위로 들어 올린다.

왼쪽 발꿈치를 사타구니 가까이에 대고 왼쪽 무릎을 밖으로 벌린다. 가슴 앞에서 합장하고 균형을 유지하면서 두 손을 머리 위로 들어 올린다.

★ 반대쪽도 동일하게 한다.

발등을 서혜부 가까이에 대고 한쪽 다리로 연꽃좌(P.54)를 하는 것처럼 해도 된다.

발바닥이 위를 보게 한다.

20 빗장 자세
파리가아사나 Parighasana

파리가는 '빗장'이라는 뜻입니다. 문이 열리지 않도록 가로로 끼워놓는 빗장과 비슷한 형태라 이런 이름이 붙었습니다. 몸통의 좌우 측면 근육을 늘였다 조였다 하면서 허리, 겨드랑이, 위팔까지 효과적으로 자극해 몸매를 정돈해줍니다.

효과
- 고관절 유연성이 향상된다.
- 척추가 교정된다.
- 체간이 강화된다.
- 위팔이 탄탄해진다.

난이도 ★★☆☆☆

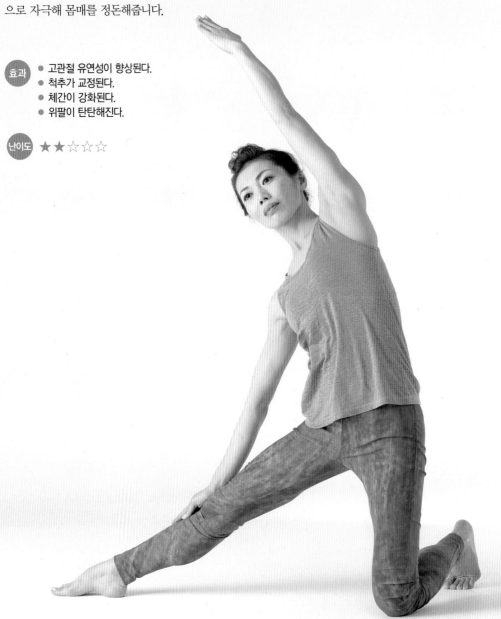

1 **무릎으로 서서 허리에 손을 댄다.**

두 다리를 가지런히 모으고 무릎으로 서
서 두 손을 허리에 댄다. 이때 발가락은
세운다.

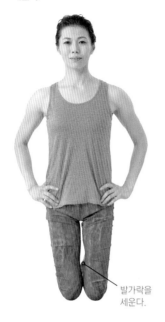

발가락을
세운다.

2 **한쪽 손을 들고 한쪽 다리를
옆으로 편다.**

왼손을 위로 든다. 동시에 오른쪽
다리를 옆으로 펴주면서 오른손을
오른쪽 허벅지에 올린다.

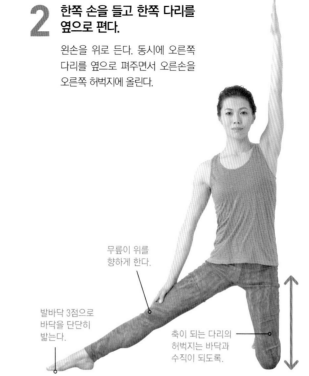

무릎이 위를
향하게 한다.

발바닥 3점으로
바닥을 단단히
밟는다.

축이 되는 다리의
허벅지는 바닥과
수직이 되도록.

빗장
자세

3 **옆으로 뻗은 다리 쪽으로
상체를 기울인다.**

숨을 내쉬며 상체를 오른쪽으
로 기울인다. 왼팔은 계속 위로
든 채, 몸을 자연스럽게 정강이
쪽으로 미끄러트린다. 몸이 앞
으로 기울지 않게 주의하고 몸
이 스트레칭되는 감각을 의식
한다.

★ 반대쪽도 동일하게 한다.

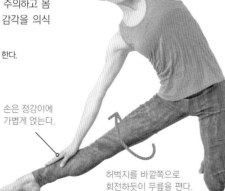

얼굴과 팔 사이의
공간을 유지한다.

손은 정강이에
가볍게 얹는다.

허벅지를 바깥쪽으로
회전하듯이 무릎을 편다.

**이것도
OK**

옆으로 편 다리를 90도로
굽히고 그 허벅지 위에 팔
꿈치를 놓는다.

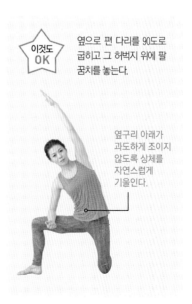

옆구리 아래가
과도하게 조이지
않도록 상체를
자연스럽게
기울인다.

73

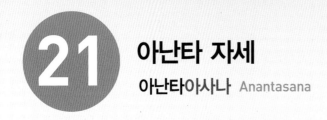

21 아난타 자세

아난타아사나 Anantasana

아난타란 인도 신화에 등장하는 3대 신 중 하나인 비슈누의 다른 이름이며, 머리가 7개인 뱀 세사를
뜻하기도 합니다. 신화 속에서 비슈누는 뱀 세사의 위에 누워 있는 자세로 그려지는데, 이 모습을 모
방한 것이 아난타 자세입니다.

 ● 고관절 유연성이 향상된다.
● 위팔이 탄탄해진다.
● 체간이 강화된다.
● 마음이 안정된다.

 ★★☆☆☆

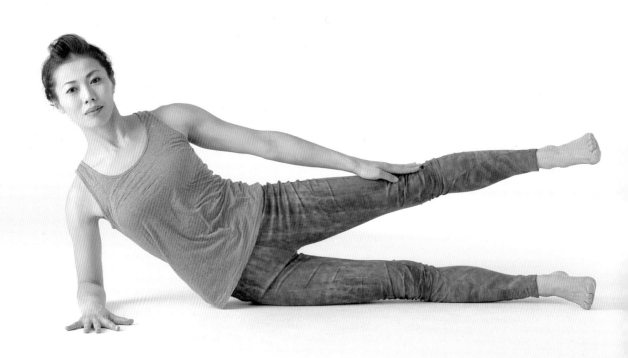

1 몸 측면을 아래로 하고 옆으로 누워 팔꿈치를 대고 상체를 일으킨다.

오른쪽 몸 측면을 바닥에 대고 옆으로 누운 뒤, 오른쪽 팔꿈치를 세워 상체를 일으킨다. 두 다리를 모으고 발목을 구부려 오른쪽 다리 위에 왼쪽 다리를 포갠다. 왼손은 자연스럽게 몸 측면에 얹는다.

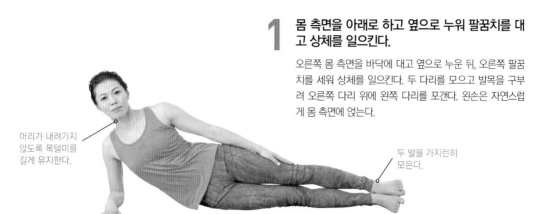

머리가 내려가지 않도록 목덜미를 길게 유지한다.

두 발을 가지런히 모은다.

2 상체는 그대로 유지하며 위에 올린 다리를 든다.

균형을 유지하며 다리를 벌리듯이 왼쪽 다리를 위로 든다. 왼손은 다리 아래쪽으로 자연스럽게 미끄러뜨린다.

★ 반대쪽도 동일하게 한다.

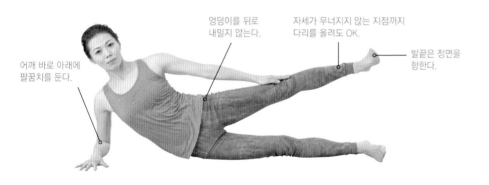

엉덩이를 뒤로 내밀지 않는다.

자세가 무너지지 않는 지점까지 다리를 올려도 OK.

발끝은 정면을 향한다.

어깨 바로 아래에 팔꿈치를 둔다.

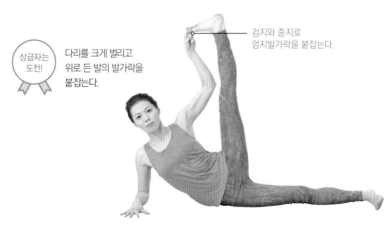

검지와 중지로 엄지발가락을 붙잡는다.

상급자는 도전!

다리를 크게 벌리고 위로 든 발의 발가락을 붙잡는다.

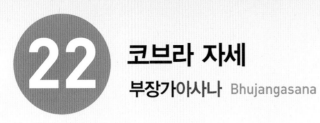

코브라 자세

부장가아사나 Bhujangasana

부장가는 '큰 뱀'이라는 뜻입니다. 엎드린 채 몸을 크게 젖히는 자세가 코브라가 머리를 들어 올린 자세와 닮아 이런 이름이 붙었습니다. 배와 가슴이 활짝 열리므로 폐 기능을 향상시키는 효과가 있습니다. 머리나 허리 일부만 젖히지 말고 머리, 등 중앙부, 허리까지 천천히 젖혀보세요.

 효과
- 요통이 완화된다.
- 호흡 기능이 좋아진다.
- 척추가 교정된다.
- 기분을 산뜻하게 환기시킨다.

난이도 ★★☆☆☆

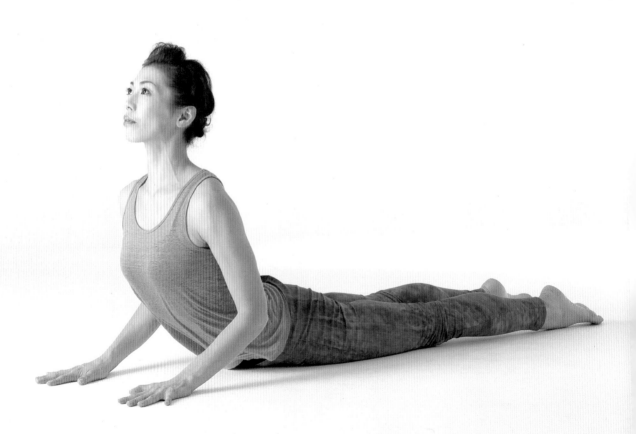

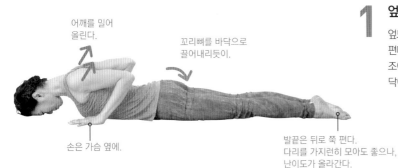

어깨를 밀어 올린다.

꼬리뼈를 바닥으로 끌어내리듯이.

손은 가슴 옆에.

발끝은 뒤로 쭉 편다.
다리를 가지런히 모아도 좋으나,
난이도가 올라간다.

1 엎드려서 손을 바닥에 댄다.

엎드려서 두 다리를 허리 너비로 벌려 편다. 이마를 바닥에 대고 겨드랑이를 조이는 듯한 느낌으로 두 손바닥을 바닥에 대고 뒤로 젖힐 준비를 한다.

정면을 본다.

목덜미를 길게 유지한다.

2 머리를 들고 상체를 일으킨다.

숨을 들이마시며 머리를 들고 등 근육과 손의 힘을 이용해 상체를 일으킨다. 어깨를 너무 올려 목이 압박되지 않도록 조심한다.

시선을 비스듬하게 위.

어깨뼈 아래쪽을 끌어당긴다.

3 턱을 들고 상체를 더 일으킨다.

가슴 중심을 밀어 올리면서 상체를 더 일으키고 비스듬하게 위를 보며 턱을 살짝 든다.

22-1 응용 자세

스핑크스 자세

살람바 부장가아사나
Salamba Bhujangasana

살람바는 '지탱하다'라는 뜻이다. 팔꿈치를 바닥에 대고 몸을 지탱하면서 뒤로 젖히는 자세다.

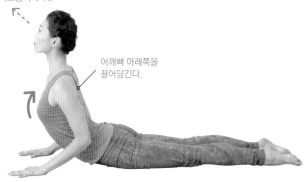

팔꿈치는 어깨 아래에.

상급자는 도전!

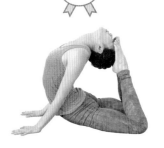

두 다리를 굽히고 두덩뼈만 바닥에 닿을 때까지 상체를 젖힌다. 턱을 바싹 들어 머리와 발을 맞댄다.

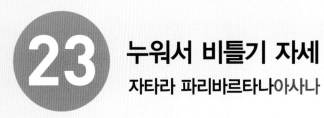

누워서 비틀기 자세

자타라 파리바르타나아사나 Jathara Parivartanasana

자타라는 '배, 복부', 파리바르타나는 '회전하다, 방향을 바꾸다'라는 뜻으로, 누워서 두 다리를 좌우로 쓰러뜨려 복부를 비트는 자세입니다. 신장과 장을 부드럽게 자극해 독소를 배출하는 효과가 뛰어나며 신진대사가 원활하게 이뤄지도록 돕습니다. 체간 근육과 옆구리 근육을 자극해 복부 지방을 제거하는 효과도 있습니다.

 효과
- 요통이 완화된다.
- 복부 장기의 기능이 활성화된다.
- 변비가 해소된다.
- 복부 비만이 완화된다.

 난이도 ★★☆☆☆

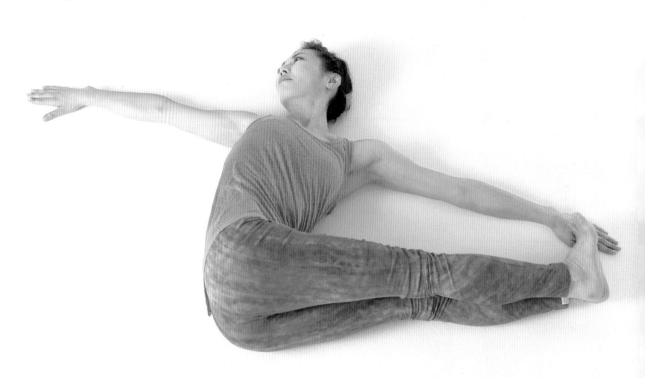

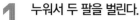

| 입문 |

선 자세

앉은 자세

전굴

후굴

비틀기

역자세

밸런스

고관절

이완

누워서 비틀기 자세

1 누워서 두 팔을 벌린다.

누워서 두 다리를 가지런히 모은
다. 두 팔은 어깨높이에서 양쪽으
로 벌린다.

어깨를 내리고
목을 길게 유지
한다.

척추를 편다.

2 다리를 위로 든다.

다리를 모은 상태 그대로 위로 들
어 올린다. 무릎이 구부러지지 않
게 주의한다.

발바닥 3점을
위로 밀어내듯이.

궁둥뼈로 바닥을 누른다고 의식한다.

3 다리를 왼쪽으로 쓰러뜨리며 복부를 비튼다.

두 무릎을 편 채 다리를 왼쪽으로
쓰러뜨려 바닥으로 내린다. 얼굴은
오른쪽을 향하고 몸을 비틀듯이
한다.

★ 반대쪽도 동일하게 한다.

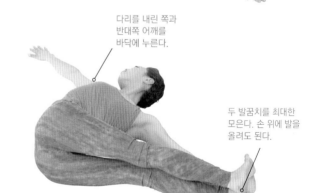

다리를 내린 쪽과
반대쪽 어깨를
바닥에 누른다.

두 발꿈치를 최대한
모은다. 손 위에 발을
올려도 된다.

이것도
OK

무릎을 구부리면
난이도가 낮아진다.

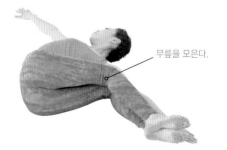

무릎을 모은다.

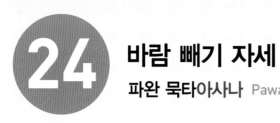

24 바람 빼기 자세

파완 묵타아사나 Pawan Muktasana

파완은 '바람, 공기, 가스', 묵타는 '해방하다, 풀어주다'라는 뜻입니다. 복부가 자극되어 정장 작용을 기대할 수 있어 붙은 이름입니다. 허리를 스트레칭하고 전신의 긴장을 풀어주어 휴식과 이완의 효과가 뛰어납니다. 누운 자세로 편하게 할 수 있으므로 초보자에게도 추천하는 자세입니다.

 효과
● 요통이 완화된다.
● 변비가 해소된다.
● 복부 장기의 기능이 활성화된다.
● 고관절 유연성이 향상된다.

 난이도 ★☆☆☆☆

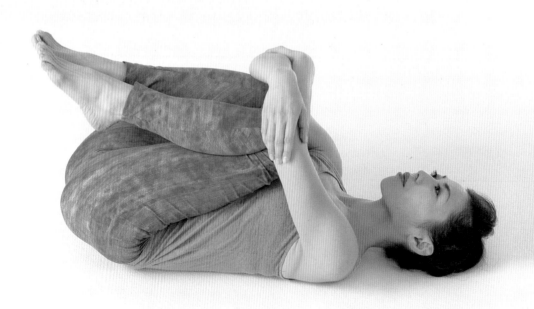

1 누워서 두 다리를 가지런히 모은다.

누워서 두 다리를 가지런히 모은다. 손을 몸 옆에 붙이되, 손바닥은 바닥을 향해 둔다.

배에 힘을 뺀다.

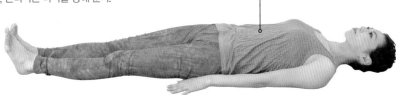

2 두 다리를 구부려 무릎을 가슴 쪽으로 끌어당긴다.

두 다리를 굽혀 무릎을 가지런히 모은 상태로 가슴 쪽으로 당긴다.

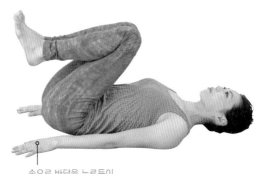

손으로 바닥을 누르듯이.

3 무릎을 안는다.

두 무릎을 안고 편하게 쉰다.

무릎을 살짝 벌려도 좋다.

호흡에 방해되지 않는 선에서 무릎을 안는다.

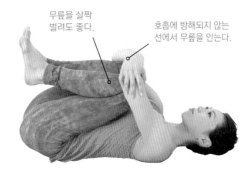

바람 빼기 자세 — 행복한 아기 자세

24-1 응용 자세

행복한 아기 자세

아난다 발라아사나
Ananda Balasana

아난다는 '행복', 발라는 '아기'라는 뜻이다. 무릎을 벌리고 발바닥을 안쪽에서 붙잡아 바닥 쪽으로 당긴다.

바깥쪽에서 손을 넣어 잡아도 된다.

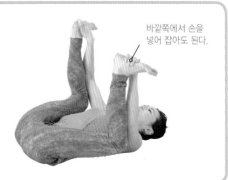

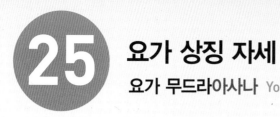

25 요가 상징 자세
요가 무드라아사나 Yoga Mudrasana

무드라는 '수인, 상징'이라는 뜻입니다. 연꽃좌(P.54)를 하고 앉아 손을 뒤로 깍지 끼고, 팔을 위로 올리며 몸을 앞으로 굽혀 턱을 바닥에 댑니다. 몸에 깃든 신성한 에너지를 각성시키는 데 효과적인 자세입니다. 어깨의 가동 영역을 넓히는 동시에 복부 장기의 기능이 회복되어 소화력이 향상됩니다.

 효과
- 고관절 유연성이 향상된다.
- 호흡 기능이 좋아진다.
- 마음이 안정된다.
- 복부 장기의 기능이 활성화된다.

난이도 ★★★☆☆

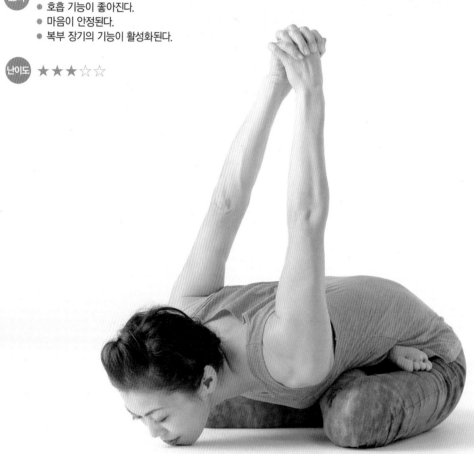

| 입문 |

선 자세

앉은 자세

전굴

후굴

비틀기

역자세

밸런스

고관절

이완

1 연꽃좌로 앉아 등 뒤에서 손가락을 깍지 낀다.

연꽃좌(P.54)로 앉아 등 뒤에서 두 손을 깍지 낀다. 그 상태로 팔꿈치를 펴면서 좌우 어깨 뼈 하단을 당긴다.

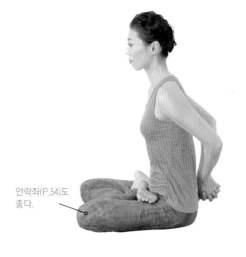

안락좌(P.54)도 좋다.

2 상체를 앞으로 기울여 이마를 바닥에 댄다.

두 팔을 펴고 위로 들면서 상체를 앞으로 기울인다. 이마를 바닥에 대고 최대한 팔을 위로 올린다.

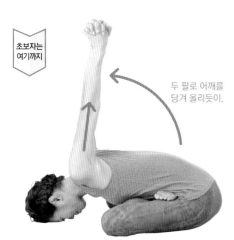

초보자는 여기까지

두 팔로 어깨를 당겨 올리듯이.

3 머리를 들어 턱을 바닥에 댄다.

상체의 위치는 유지한 채, 정수리가 위를 향하도록 목 앞쪽을 편다. 천천히 머리를 일으켜 턱을 바닥에 댄다.

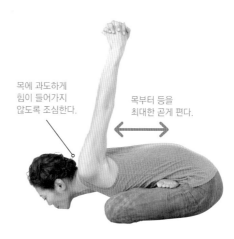

목에 과도하게 힘이 들어가지 않도록 조심한다.

목부터 등을 최대한 곧게 편다.

25-1 응용 자세

감춘 연꽃 자세

밧다 파드마아사나
Baddha Padmasana

밧다는 '구속되다, 붙잡히다'라는 뜻이다. 팔을 등 뒤로 교차해 붙잡힌 것과 비슷한 자세다.

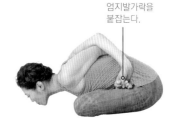

엄지발가락을 붙잡는다.

요가 상징 자세 │ 감춘 연꽃 자세

26 악어 자세
마카라아사나 Makarasana

마카라는 신화에 나오는 괴어를 말하는데 보통 '악어'로 풀이됩니다. 엎드려 누워 힘을 빼는 대표적인
이완 자세입니다. 자연스럽게 호흡하며 눈을 감고, 몸과 마음이 평온해지는 것을 차분하게 느껴보세
요. 몸 어디에도 스트레스를 주지 않고 기분 좋게 유지할 수 있는 자세입니다.

 효과
- 복부 장기의 기능이 활성화된다.
- 요통이 완화된다.
- 눈의 피로가 완화된다.
- 마음이 안정된다.

난이도 ★☆☆☆☆

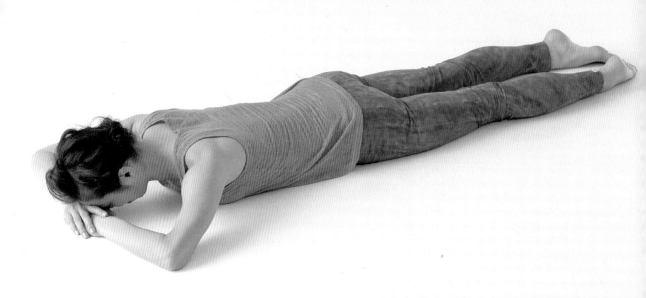

84

악어 자세

엎드려 누워 두 손 위에 이마를 올린다.

엎드려서 두 다리를 어깨너비로 벌리고 쭉 편다.
다리 힘을 빼고 두 발가락 끝을 마주 댄다. 두 손
을 겹치고 그 위에 이마를 놓는다.

어깨 주변의 힘을 빼고
목덜미를 길게 유지한다.

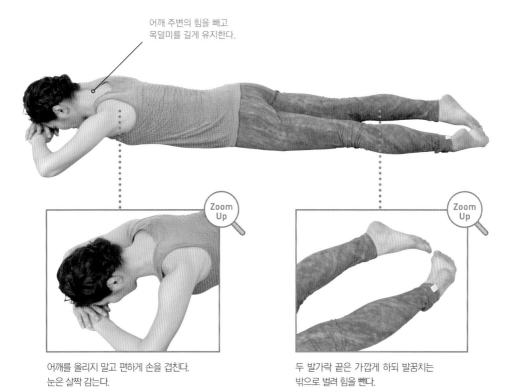

어깨를 올리지 말고 편하게 손을 겹친다.
눈은 살짝 감는다.

두 발가락 끝은 가깝게 하되 발꿈치는
밖으로 벌려 힘을 뺀다.

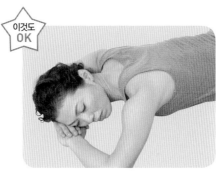

이것도
OK

관자놀이나 뺨을 손에 대도 괜찮다.

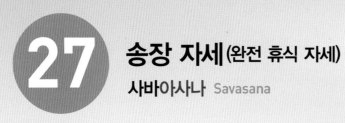

27 송장 자세(완전 휴식 자세)

사바아사나 Savasana

사바는 '송장, 주검'을 뜻합니다. 생명이 다한 주검처럼 조용히 누워 몸과 마음의 긴장을 풀고 이완하는 자세입니다. 잠들지 않고 의식을 유지한 채 자연스러운 호흡을 이어갑니다. 신경이 부드럽게 풀려 스트레스에서 해방되는 깊은 이완을 느껴보세요.

효과
- 눈의 피로가 완화된다.
- 스트레스가 해소된다.
- 마음이 안정된다.

난이도 ★☆☆☆☆

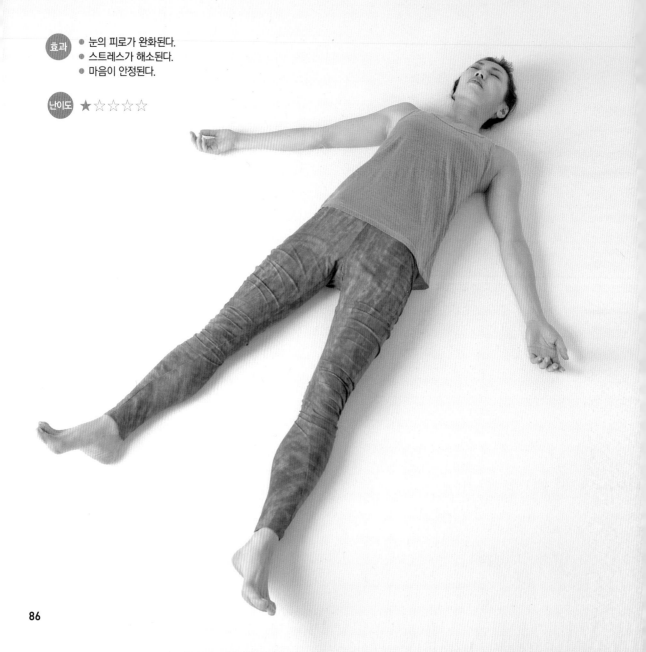

1 누워서 우선 허리를 편다.

누워서 무릎을 세운다. 엉덩이 아래로 손을 넣어 궁둥뼈를 다리 쪽으로 밀어 내리듯이 하며 허리를 편다.

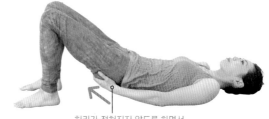

허리가 젖혀지지 않도록 하면서 엉덩이를 다리 쪽으로 밀어 내린다.

2 손과 다리를 펴고 온몸의 힘을 뺀다.

한쪽씩 다리를 쭉 편다. 팔은 겨드랑이에 주먹 하나가 들어갈 정도로 벌려 내려놓는다. 눈을 감고 편하게 쉰다.

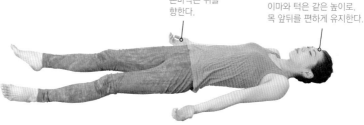

손바닥은 위를 향한다.

이마와 턱은 같은 높이로. 목 앞뒤를 편하게 유지한다.

| 앞모습 |

주먹 하나가 들어갈 정도로 겨드랑이 사이를 벌린다.

다리는 허리 너비보다 넓게 벌린다.

보조 도구 활용

담요를 궁둥뼈 아래에 넣는다.

허리가 젖혀진다면 담요를 뭉쳐서 궁둥뼈 아래에 넣으면 부담이 줄어든다.

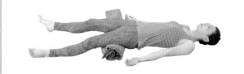

선 자세

앉은 자세

전굴

후굴

비틀기

역자세

밸런스

고관절

이완

송장 자세 (완전 휴식 자세)

궁극의 자세

시바아사나

이 책에서는 부담 없이 자세에 도전할 수 있도록 난이도를 '별 1개(쉬움)'로 설정했다. 그러나 실제로 송장 자세를 제대로 습득하기란 매우 어렵다. 의식적으로 몸에 힘을 빼 이완하면서 심신의 평정을 유지하기 위해서는 수련을 해야 하고 또 정확한 자세를 취하는 기법이 필요하다.

자세 포인트

● 몸을 좌우 대칭으로 하고 중력과 일체화한다.

● 자연스러운 호흡을 이어가며 호흡에 의식을 집중한다.

● 5분 이상 지속할 것. 요가 프로그램이 전부 끝났다면 10분쯤 하는 것이 이상적이다.

● 자세를 풀 때는 천천히 움직인다. 차분하게 손과 발을 움직이고 무릎을 세워 오른쪽으로 회전하면서 일어난다.

만트라에 대하여
주문이라는 에너지

만트라(Mantra)는 보통 '진언', '주문'의 의미로 풀이되는 산스크리트어로, 반복해서 마음속으로 혹은 소리 내어 하는 말이나 음(音)을 뜻합니다. 신성한 울림을 지닌 산스크리트어 주문을 반복해서 외면 의식이 맑아지며 명상이 깊어집니다(만트라 명상 →P.223).

소리 내어 외어도 좋고 마음속으로 외어도 좋으며, 만트라를 필사하는 것도 좋은 방법입니다. 이 필사법을 '리키타 자파(Likhita Japa)'라고 합니다. 미리 정한 시간에 정해둔 분량을 집중해서 써 내려가는 방법이지요. 쓰는 명상이라고도 합니다. 필기에 집중할 수 있어서 비교적 효과를 쉽게 느낄 수 있는 것이 특징입니다.

초보자가 만트라를 욀 때는 먼저 소리를 내어 귀로 듣는 것부터 시작하면 좋습니다. 집중하기 쉽기 때문입니다. 그렇게 하다가 서서히 소리 크기를 낮춰가고 마지막에는 마음속으로 외어도 좋습니다.

만트라는 귀로 듣는 '소리'가 아니라 물리적인 음을 초월한 파장 에너지로 작용합니다. 주문이 지닌 에너지를 끌어내듯이 한 음 한 음 파장을 느끼며 마음을 담아 정성스럽게 욉니다. 그리하면 만트라가 빛을 발하고 그 파장이 우리의 오감에 기분 좋게 전해질 것입니다. 만트라 암송을 장시간 하면 언어 처리를 관장하는 좌뇌의 언어 중추 작용이 봉인되어 '의미'를 의식하지 않는 명상 상태에 들어갑니다. 그러면 집중력이 높아집니다. 소리 파장은 안과 밖으로 침투하여 나 자신과 우주가 일체화하는 경지, 파장과 사고의 흐름이 융합한 경지(범아일여, 梵我一如)로 우리 정신을 이끌어줍니다.

PART 4

기본~발전 자세 Ⅰ
Basic to Advanced Poses Ⅰ

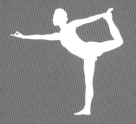

기본을 익혔다면 좀 더 발전시켜 다양한 자세를 수련해봅시다.
'선 자세', '앉은 자세'로 나누어 실었습니다.
반복적이고 꾸준한 연습으로 동작 하나하나를 충분히 체화하면서
정확하고 아름다운 자세를 완성해보세요.

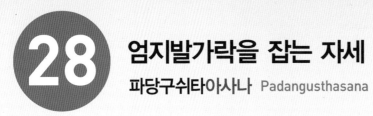

28 엄지발가락을 잡는 자세

파당구쉬타아사나 Padangusthasana

파다는 '발', 앙구쉬타는 '엄지'라는 뜻입니다. 선 자세에서 몸을 앞으로 굽히는 자세로 머리 쪽으로 혈액이 공급되어 머리가 개운해집니다. 이와 비슷하면서 난이도가 더 높은 자세로, 손을 발바닥에 대는 자세(P.91)가 있습니다.

 효과
- 균형 감각이 향상된다.
- 자세가 교정된다.
- 마음이 안정된다.
- 변비가 해소된다.

난이도 ★★☆☆☆

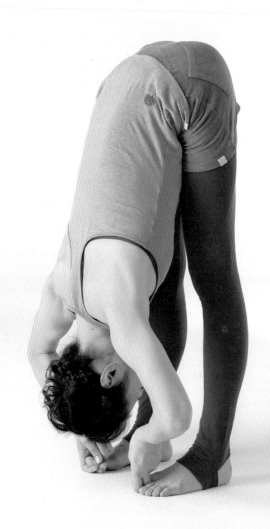

1 발을 허리 너비로 벌리고 선다.

산 자세(P.40)로 서서 발을 허리 너비로 벌린다.

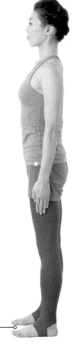

발은 허리 너비로.

2 엄지발가락을 붙잡는다.

숨을 내쉬며 몸을 앞으로 굽혀 두 손으로 두 엄지발가락을 붙잡는다. 무릎은 구부리지 않는다. 허리를 펴서 상체를 곧게 유지한다.

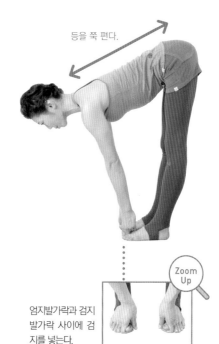

등을 쭉 편다.

엄지발가락과 검지 발가락 사이에 검지를 넣는다.

Zoom Up

3 팔꿈치를 구부려 더욱 깊게 숙인다.

팔꿈치를 바깥쪽을 향해 구부리고 숨을 내쉼과 동시에 머리를 천천히 다리에 가깝게 가져간다. 허리를 둥글게 말지 않고 등을 쭉 편 채 앞으로 굽힐 것.

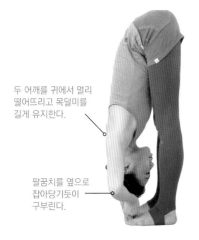

두 어깨를 귀에서 멀리 떨어뜨리고 목덜미를 길게 유지한다.

팔꿈치를 옆으로 잡아당기듯이 구부린다.

선 자세

앉은 자세

전굴

후굴

비틀기

역자세

밸런스

고관절

이완

28-1 응용 자세

손을 발바닥에 대는 자세

파다하스타아사나
Padahastasana

손바닥을 밟아 손바닥과 발바닥을 맞댄다. 하스타는 '손'이라는 뜻이다. 유연성이 좀 더 요구된다.

손등을 바닥에 댄다.

29 의자 자세

웃카타아사나 Utkatasana

의자에 앉은 것과 비슷한 형태여서 의자 자세라고 불립니다. 웃카타는 '강한, 거친'이라는 뜻입니다. 허리를 깊이 내려서 자세를 완성한 뒤 상당 시간 균형을 잡아야 하는 강도 센 자세입니다. 발목과 허벅지 등 다리 전체를 강화하고 어깨 결림을 개선하는 효과가 있습니다.

효과
- 다리가 탄탄해진다.
- 체간이 강화된다.
- 집중력이 높아진다.

난이도 ★★☆☆☆

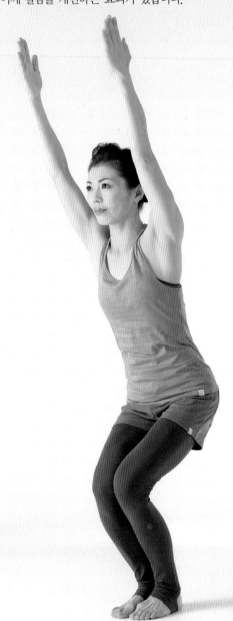

1 다리를 가지런히
모으고 선다.

산 자세(P.40)로 선다.

2 손으로 허리를 짚고
허리를 내린다.

두 손을 허리에 대고 무릎
을 구부려 허리를 최대한
낮춘다. 이때 등은 곧은
상태를 유지할 것.

3 두 팔을 든다.

손끝부터 꼬리뼈까지 일
직선이 되도록 두 손을 위
로 쭉 편다.

의자 자세 — 회전하는 의자 자세

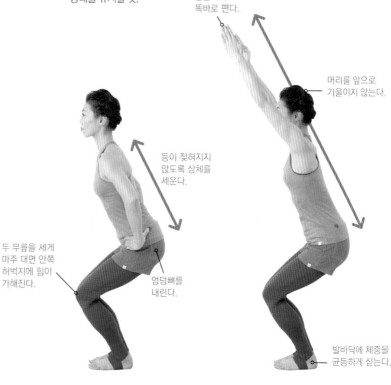

손끝까지
똑바로 편다.

머리를 앞으로
기울이지 않는다.

등이 젖혀지지
않도록 상체를
세운다.

두 무릎을 세게
마주 대면 안쪽
허벅지에 힘이
가해진다.

엉덩뼈를
내린다.

발바닥에 체중을
균등하게 싣는다.

이것도
OK

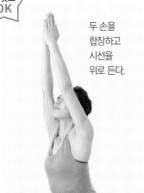

두 손을
합장하고
시선을
위로 든다.

29-1 응용 자세

회전하는 의자 자세

파리브리타 웃카타아사나
Parivrtta Utkatasana

파리브리타는 '회전하다'라는 뜻
이다. 가슴 앞에서 합장하고 몸을
비튼다. 좌우 균등하게 한다.

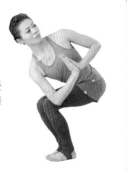

30 전사 자세 I

비라바드라아사나 I Virabhadrasana I

비라바드라는 시바 신의 화신입니다. 시바 신은 인도 신화의 3대 신 중 파괴를 관장하는 신이지요. 적과 맞서는 용감무쌍한 전사처럼 다리를 강하게 내디뎌 보세요. 심신의 에너지를 높이고 의욕을 샘솟게 하는 자세입니다.

효과
● 고관절 유연성이 향상된다.
● 등 근육이 강화된다.
● 긍정적인 마음을 불러온다.
● 신체 에너지가 높아진다.

난이도 ★★★☆☆

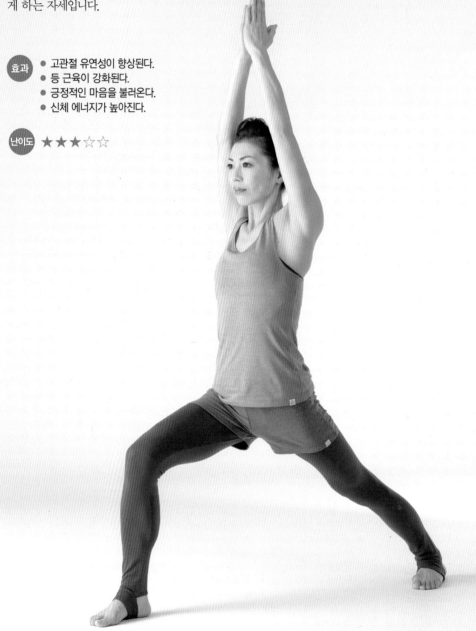

1 산 자세에서 한쪽 다리를 뒤로 뺀다.

산 자세(P.40)로 서서 두 손을 허리에 대고 왼발을 크게 뒤로 뺀다.

2 다리를 구부려 앞으로 디딘다.

오른쪽 무릎을 구부려 앞으로 중심을 옮긴다. 좌우 다리 한가운데에 중심을 둔다.

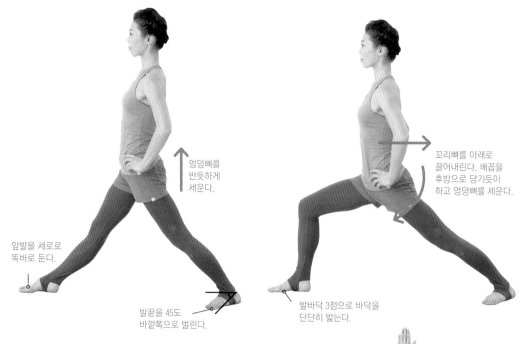

엉덩뼈를 반듯하게 세운다.

앞발을 세로로 똑바로 둔다.

발끝을 45도 바깥쪽으로 벌린다.

꼬리뼈를 아래로 끌어내린다. 배꼽을 후방으로 당기듯이 하고 엉덩뼈를 세운다.

발바닥 3점으로 바닥을 단단히 밟는다.

3 두 손을 들어 합장한다.

두 손을 머리 바로 위로 들어 합장한다.

★ 반대쪽도 동일하게 한다.

어깨뼈를 내려 어깨 부근의 긴장을 푼다.

허벅지 안쪽을 강하게 밀어 올린다.

발꿈치 바깥쪽을 바닥에 단단히 댄다.

발바닥 3점으로 바닥을 단단히 밟는다.

30-1 응용 자세

하이 런지
High Lunge

팔을 어깨너비로 벌리고 뒤로 보낸 다리의 발꿈치를 바닥에서 띄운다.

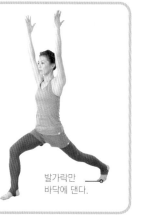

발가락만 바닥에 댄다.

선 자세
앉은 자세
전굴
후굴
비틀기
역자세
밸런스
고관절
이완

전사 자세 Ⅰ—하이 런지

95

31 삼각 자세

웃티타 트리코나아사나 Utthita Trikonasana

전신을 삼각형으로 펼친 자세로, 여러 변형 형태가 있습니다. 웃티타는 '펴다, 늘이다'이며 트리코나는 '삼각'이라는 뜻입니다. 좌우 균등하게 하면 허벅지와 엉덩이 근육이 적당히 단련되고, 두 다리의 근육이 균형 있게 발달합니다. 바닥에 손이 닿지 않으면 발목을 잡아도 좋습니다.

효과
- 체간이 강화된다.
- 고관절 유연성이 향상된다.
- 몸 측면이 스트레칭된다.
- 마음이 안정된다.

난이도 ★★★☆☆

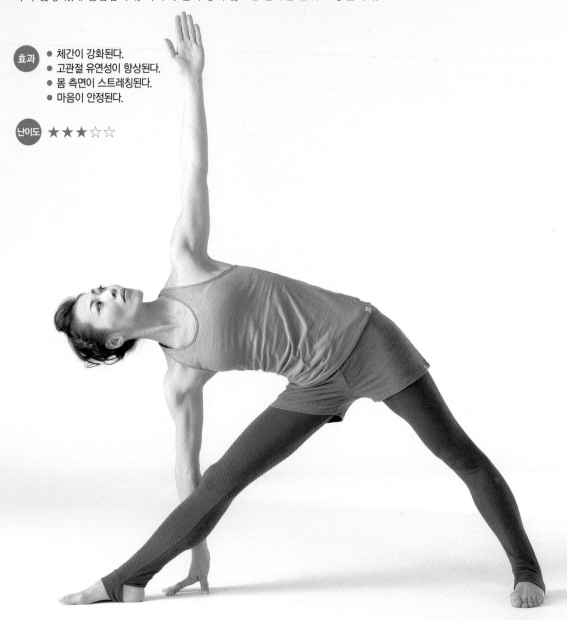

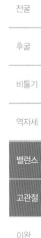

| 선 자세 |

선 자세

앉은 자세

전굴

후굴

비틀기

역자세

밸런스

고관절

이완

삼각 자세

1 팔과 다리를 크게 벌리고 선다.

산 자세(P.40)로 서서 두 다리를 넓게 벌린다.
두 팔은 어깨높이에서 양쪽으로 벌린다.

2 상체를 옆으로 기울인다.

시선을 그대로 하고 숨을 내쉬며 천천히 오른
쪽으로 상체를 기울인다. 배꼽이 향하는 방
향이 달라지지 않도록 주의하며, 오른쪽 옆면
을 펴주는 감각으로.

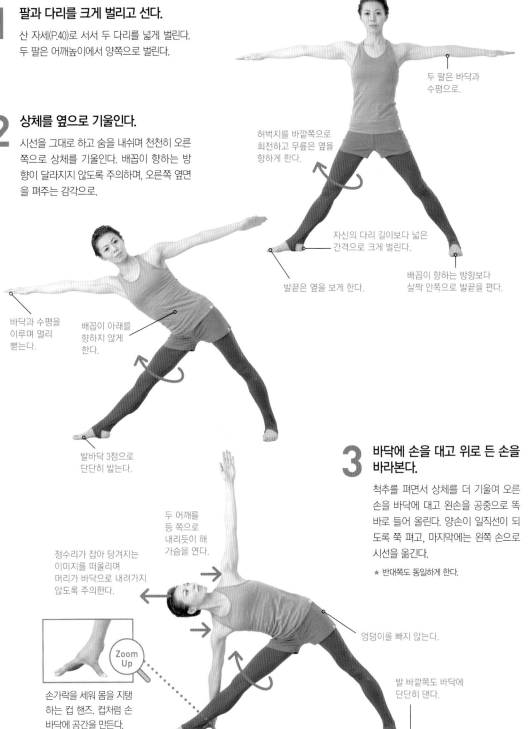

두 팔은 바닥과 수평으로.

허벅지를 바깥쪽으로 회전하고 무릎을 옆을 향하게 한다.

자신의 다리 길이보다 넓은 간격으로 크게 벌린다.

발끝은 옆을 보게 한다.

배꼽이 향하는 방향보다 살짝 안쪽으로 발끝을 편다.

바닥과 수평을 이루며 멀리 뻗는다.

배꼽이 아래를 향하지 않게 한다.

발바닥 3점으로 단단히 밟는다.

3 바닥에 손을 대고 위로 든 손을 바라본다.

척추를 펴면서 상체를 더 기울여 오른
손을 바닥에 대고 왼손을 공중으로 똑
바로 들어 올린다. 양손이 일직선이 되
도록 쭉 펴고, 마지막에는 왼쪽 손으로
시선을 옮긴다.

★ 반대쪽도 동일하게 한다.

두 어깨를 등 쪽으로 내리듯이 해 가슴을 연다.

정수리가 잡아 당겨지는 이미지를 떠올리며 머리가 바닥으로 내려가지 않도록 주의한다.

엉덩이를 빼지 않는다.

발 바깥쪽도 바닥에 단단히 댄다.

Zoom Up

손가락을 세워 몸을 지탱하는 컵 핸즈. 컵처럼 손 바닥에 공간을 만든다.

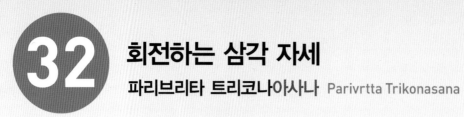

32 회전하는 삼각 자세
파리브리타 트리코나아사나 Parivrtta Trikonasana

파리브리타는 '회전하다, 뒤집히다', 트리코나는 '삼각'이라는 뜻입니다. 삼각 자세(P.96)에 비틀기를 추가한 자세로, 몸통을 비트는 동작이 복부를 자극해 장기의 기능이 활성화됩니다. 안쪽 허벅지부터 엉덩이에 이르는 부위를 강하게 스트레칭함으로써 하반신을 탄탄하게 만드는 효과도 있습니다.

효과
● 척추가 교정된다.
● 체간이 강화된다.
● 안쪽 허벅지의 유연성이 향상된다.
● 긍정적인 마음을 불러온다.

난이도 ★★★★☆

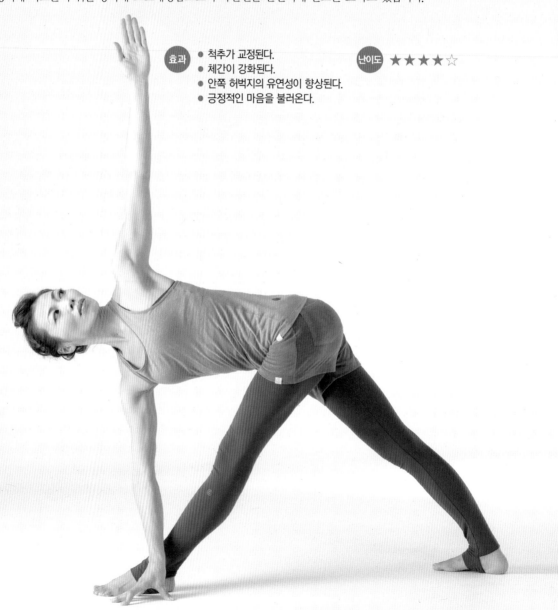

1 산 자세에서 한쪽 다리를 뒤로 뺀다.

산 자세(P.40)로 서서 두 손을 허리에 대고 오른쪽 다리를 뒤로 크게 뺀다. 엉덩뼈는 정면을 향한다.

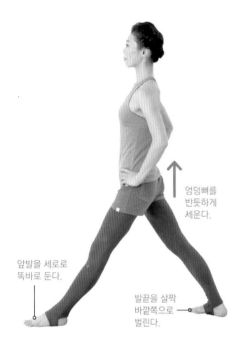

엉덩뼈를
반듯하게
세운다.

앞발을 세로로
똑바로 둔다.

발끝을 살짝
바깥쪽으로
벌린다.

2 한 손을 들어 올리고 상체를 앞으로 기울인다.

오른손을 위로 쭉 펴고 숨을 내쉬며 상체를 천천히 앞으로 기울인다. 상체가 바닥과 수평이 될 정도로 숙이면 좋다.

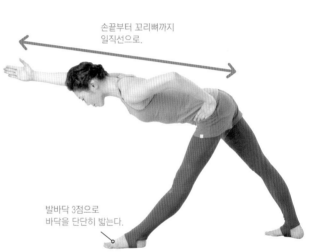

손끝부터 꼬리뼈까지
일직선으로.

발바닥 3점으로
바닥을 단단히 밟는다.

회전하는 삼각 자세

3 올렸던 손을 발 바깥쪽에 대고 허리에 얹었던 손을 위로 들어 올린다.

오른손을 왼발 바깥쪽 바닥에 댄다. 왼손은 위로 들어 올려 양팔이 일직선이 되도록 쭉 편다. 마지막으로 시선을 왼쪽 손으로 옮긴다.

★ 반대쪽도 동일하게 한다.

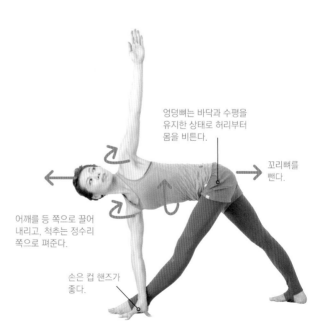

엉덩뼈는 바닥과 수평을
유지한 상태로 허리부터
몸을 비튼다.

꼬리뼈를
뺀다.

어깨를 등 쪽으로 끌어
내리고, 척추는 정수리
쪽으로 펴준다.

손은 컵 핸즈가
좋다.

99

33 전사 자세 Ⅱ

비라바드라아사나 Ⅱ Virabhadrasana Ⅱ

힌두교의 3대 신 중 하나, 시바 신의 화신인 비라바드라를 기리는 자세입니다. 전사 자세 Ⅰ과 Ⅱ는 모두 인기가 많아 요가 유파와 관계없이 널리 행하는 자세입니다. 하반신을 안정시켜 몸의 기본 토대를 만들기에 매우 좋습니다. 고도의 밸런스 자세를 익히기 전의 기본 단계입니다.

효과
- 다리가 탄탄해진다.
- 고관절 유연성이 향상된다.
- 어깨 결림이 완화된다.
- 두통이 완화된다.

난이도 ★★★☆☆

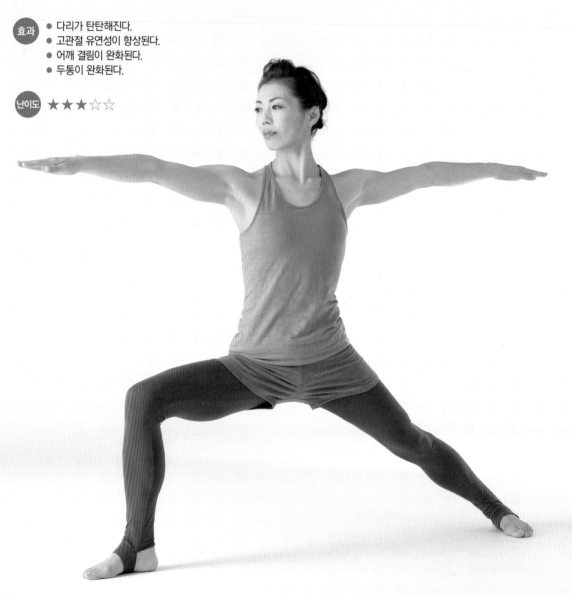

1 팔과 다리를 넓게 벌리고 선다.

산 자세(P.40)로 서서 두 다리를 좌우로 넓게
벌린다. 동시에 두 팔도 어깨높이에서 벌린다.

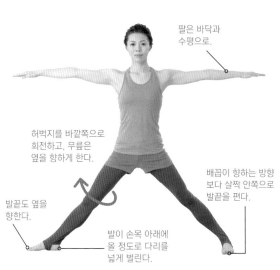

팔은 바닥과
수평으로.

허벅지를 바깥쪽으로
회전하고, 무릎은
옆을 향하게 한다.

발끝도 옆을
향한다.

발이 손목 아래에
올 정도로 다리를
넓게 벌린다.

배꼽이 향하는 방향
보다 살짝 안쪽으로
발끝을 편다.

2 한쪽 무릎을 굽힌다.

상체의 자세를 유지한 상태로 오른쪽 다리를
구부린다. 무릎을 90도 가까이 구부린다.

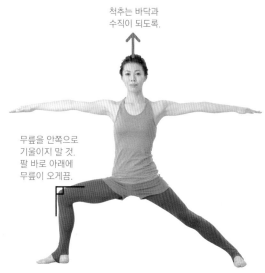

척추는 바닥과
수직이 되도록.

무릎을 안쪽으로
기울이지 말 것.
팔 바로 아래에
무릎이 오게끔.

3 구부린 다리 쪽으로 고개를 돌린다.

자세를 유지한 채 시선을 오른손으로 옮기고
턱을 당긴다.

★ 반대쪽도 동일하게 한다.

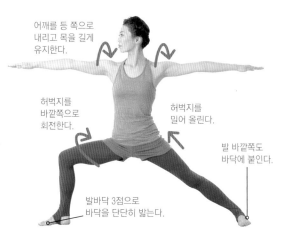

어깨를 등 쪽으로
내리고 목을 길게
유지한다.

허벅지를
바깥쪽으로
회전한다.

허벅지를
밀어 올린다.

발 바깥쪽도
바닥에 붙인다.

발바닥 3점으로
바닥을 단단히 밟는다.

33-1 응용 자세

역 전사 자세

비파리타 비라바드라아사나
Viparita Virabhadrasana

전사 자세 II에서 크게 몸을 젖힌다.
비파리타는 '거꾸로'라는 뜻이다. 리
버스 워리어라고 부르기도 한다.

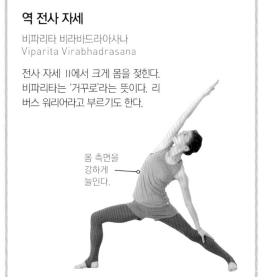

몸 측면을
강하게
늘인다.

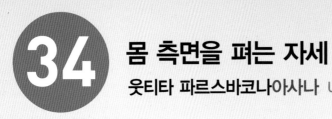

34 몸 측면을 펴는 자세

웃티타 파르스바코나아사나 Utthita Parsvakonasana

웃티타는 '펴다, 늘이다', 파르스바는 '측면, 옆구리', 코나는 '각도'라는 뜻입니다. 전신을 크게 벌려 몸 측면을 쭉 펴는 자세입니다. 몸의 앞뒤로 벽이 있다고 상상하면서 비스듬한 라인을 유지하는 것이 요령입니다. 척추와 골반의 틀어짐을 교정하는 효과를 얻을 수 있습니다.

 효과
- 몸 측면이 스트레칭된다.
- 체간이 강화된다.
- 고관절 유연성이 향상된다.
- 긍정적인 마음을 불러온다.

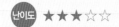 난이도 ★★★☆☆

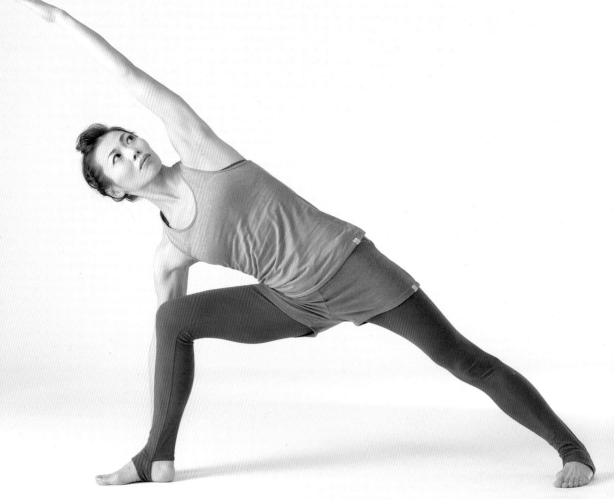

1 팔과 다리를 크게 벌리고 선다.

산 자세(P.40)로 서서 두 다리를 넓게 벌린다.
동시에 두 팔을 어깨높이에서 벌린다.

2 한쪽 무릎을 구부린다.

상체를 그대로 유지한 상태로 오른쪽 다리를
구부린다. 무릎을 90도 가까이 구부린다.

몸 측면을 펴는 자세

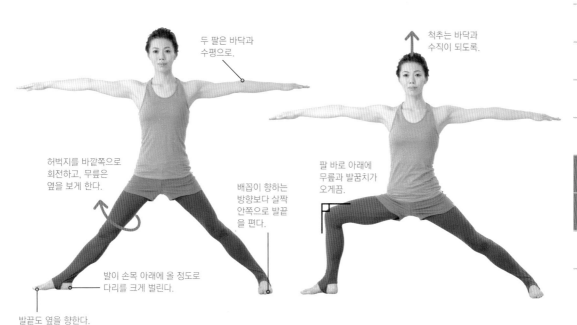

두 팔은 바닥과
수평으로.

허벅지를 바깥쪽으로
회전하고, 무릎은
옆을 보게 한다.

배꼽이 향하는
방향보다 살짝
안쪽으로 발끝
을 편다.

발이 손목 아래에 올 정도로
다리를 크게 벌린다.

발끝도 옆을 향한다.

척추는 바닥과
수직이 되도록.

팔 바로 아래에
무릎과 발꿈치가
오게끔.

3 한 손을 바닥에 대고 몸 측면을 편다.

오른손을 오른발 바깥쪽 바닥에 댄다. 왼손 손
가락 끝부터 왼발 발꿈치까지 일직선이 되도
록 몸 측면을 쭉 편다.

★ 반대쪽도 동일하게 한다.

팔 안쪽에서
비스듬하게 위를 본다.

머리가 아래로
내려가지 않게.

아래쪽 갈비뼈를
앞으로 내민다.

손은 컵 핸즈가
좋다.

허벅지를
당겨 올린다.

발 바깥쪽도 바닥에
확실히 댄다.

35 회전하여 몸 측면을 펴는 자세

파리브리타 파르스바코나아사나 Parivrtta Parsvakonasana

파리브리타는 '회전하다'라는 뜻으로, 몸을 비틀었다는 의미입니다. 몸 측면을 펴는 자세(P.102)에 비틀기 동작을 추가한 자세로, 회전하는 삼각 자세(P.98)와 비슷한데, 그보다 강도가 조금 강합니다. 허벅지와 장딴지가 자극되어 다리가 탄탄하게 조여집니다.

 효과
- 골반이 교정된다.
- 척추가 교정된다.
- 몸 측면이 스트레칭된다.
- 긍정적인 마음을 불러온다.

난이도 ★★★★☆

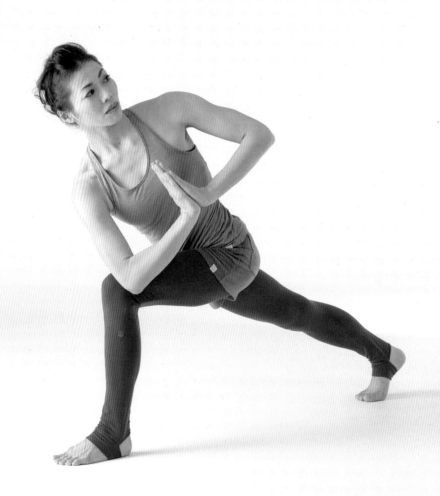

1 무릎으로 서서 한쪽 다리를 내디딘다.

무릎으로 서서 두 손을 허리에 댄다. 양 발가락을 세우고 왼발을 크게 앞으로 내디딘다.

2 합장하고 상체를 비튼다.

가슴 앞에서 합장한다. 상체를 앞으로 기울이면서 왼쪽으로 비틀고, 오른쪽 팔꿈치를 왼쪽 무릎 바깥쪽에 댄다.

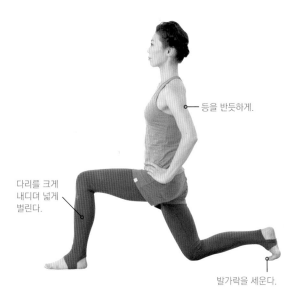

등을 반듯하게.

다리를 크게 내디며 넓게 벌린다.

발가락을 세운다.

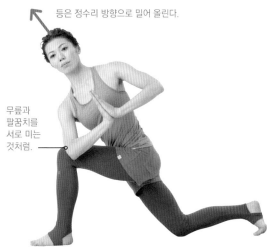

등은 정수리 방향으로 밀어 올린다.

무릎과 팔꿈치를 서로 미는 것처럼.

회전하여 몸 측면을 펴는 자세

3 뒤로 보낸 다리의 무릎을 편다.

중심을 조금만 앞으로 이동시켜 뒤쪽에 있는 다리의 무릎을 편다.

★ 반대쪽도 동일하게 한다.

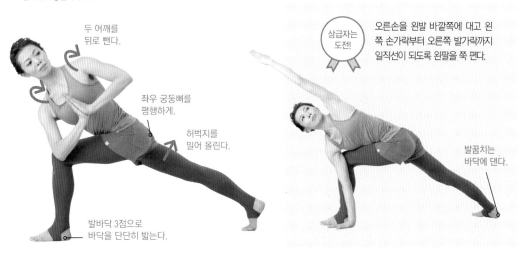

두 어깨를 뒤로 뺀다.

좌우 궁둥뼈를 평행하게.

허벅지를 밀어 올린다.

발바닥 3점으로 바닥을 단단히 밟는다.

상급자는 도전!

오른손을 왼발 바깥쪽에 대고 왼쪽 손가락부터 오른쪽 발가락까지 일직선이 되도록 왼팔을 쭉 편다.

발꿈치는 바닥에 댄다.

36 반달 자세

아르다 찬드라아사나 Ardha Chandrasana

아르다는 '절반', 찬드라는 '달'을 뜻합니다. 위로 들어 올린 손, 몸의 연장선에 둔 다리, 축이 되는 다리, 바닥에 댄 손을 연결하면 호를 그린 반달처럼 보여서 붙은 이름입니다. 골반에 중심을 느끼며 균형을 잡는 것이 중요합니다.

효과
- 체간이 강화된다.
- 균형 감각이 향상된다.
- 고관절 유연성이 향상된다.
- 마음이 안정된다.

난이도 ★★★☆☆

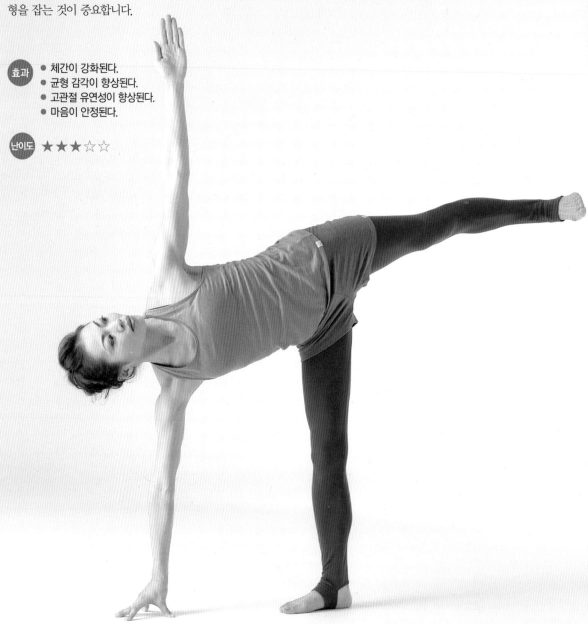

반
달
자
세

1 팔과 다리를 크게 벌리고 선다.

산 자세(P.40)로 서서 두 다리를 넓게 벌린다.
동시에 두 팔을 어깨높이에서 벌린다.

팔은 바닥과
수평으로.

허벅지를 바깥쪽으로
회전하고, 무릎은
옆을 향하게 한다.

발끝도 옆을
향한다.

발이 손목 아래에 올 정도로
다리를 크게 벌린다.

배꼽이 향하는
방향보다 살짝
안쪽으로 발끝을
편다.

2 한쪽 무릎을 구부린다.

상체를 유지한 채 오른쪽 다리를 구부린다.
무릎을 90도 가까이 구부린다.

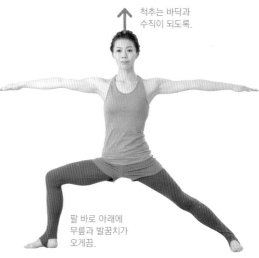

척추는 바닥과
수직이 되도록.

팔 바로 아래에
무릎과 발꿈치가
오게끔.

3 한 손을 바닥에 대고 다른 한 손을 허리에 댄다.

오른손을 오른쪽 발가락보다 바깥쪽에 댄
다. 왼손을 허리에 대고 중심을 오른발로
이동한다.

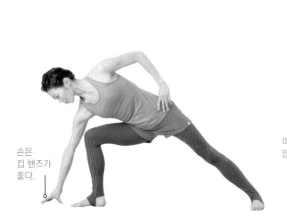

손은
컵 핸즈가
좋다.

4 다리를 들고 균형을 잡는다.

오른쪽 다리를 펴고, 머리부터 왼발까지 일직
선이 되도록 왼쪽 다리를 들어 올린다.

★ 반대쪽도 동일하게 한다.

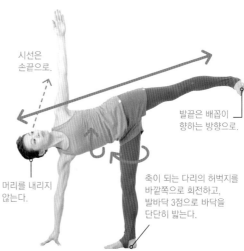

시선은
손끝으로.

머리를 내리지
않는다.

발끝은 배꼽이
향하는 방향으로.

축이 되는 다리의 허벅지를
바깥쪽으로 회전하고,
발바닥 3점으로 바닥을
단단히 밟는다.

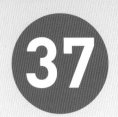

37 회전하는 반달 자세
파리브리타 아르다 찬드라아사나 Parivrtta Ardha Chandrasana

파리브리타는 '회전하다', 아르다는 '절반', 찬드라는 '달'이라는 뜻으로, 반달 자세(P.106)에 비틀기를 더해 균형을 잡는 자세입니다. 쭉 편 두 손과 두 다리를 연결하면 반달 같은 호를 그립니다. 몸을 회전하면서 균형을 유지해야 하므로 비교적 상급자에게 적합한 자세입니다.

효과 ● 균형 감각이 향상된다.
● 다리 전체가 강화된다.
● 긍정적인 마음을 불러온다.
● 복부 장기의 기능이 활성화된다.

난이도 ★★★★☆

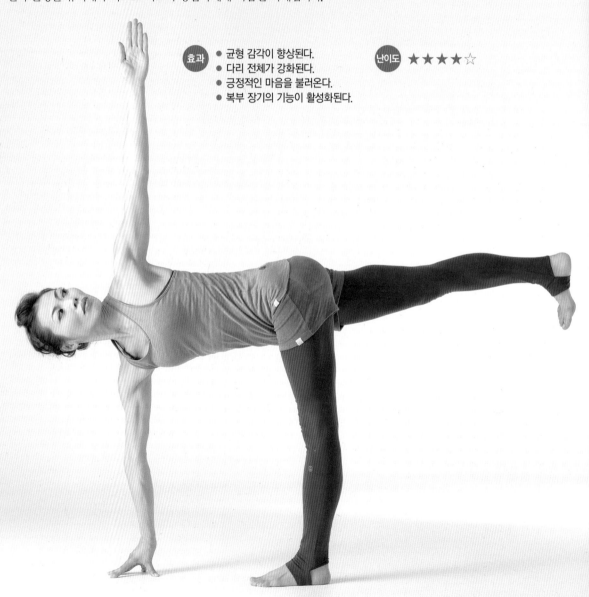

선 자세

앉은 자세

전굴

후굴

비틀기

역자세

밸런스

고관절

이완

1 **산 자세로 선다.**

산 자세(P.40)로 선다.

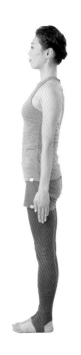

2 **한쪽 다리를 뒤로 올리며 두 손으로 바닥을 짚는다.**

두 무릎을 편 상태로 오른쪽 다리를 뒤로 들어 올린다. 동시에 왼쪽 다리를 축으로 삼아 상체를 앞으로 기울여 두 손을 바닥에 댄다.

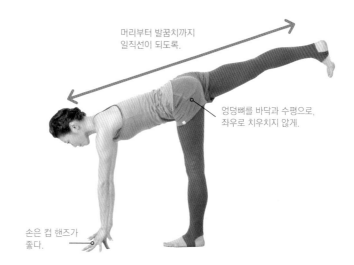

머리부터 발꿈치까지
일직선이 되도록.

엉덩뼈를 바닥과 수평으로,
좌우로 치우치지 않게.

손은 컵 핸즈가
좋다.

3 **들어 올린 다리와 반대쪽 손을 위로 올린다.**

왼손을 위로 들어 올리고 두 손이 일직선으로 벌어지게 한다. 시선은 올린 손 쪽으로.

★ 반대쪽도 동일하게 한다.

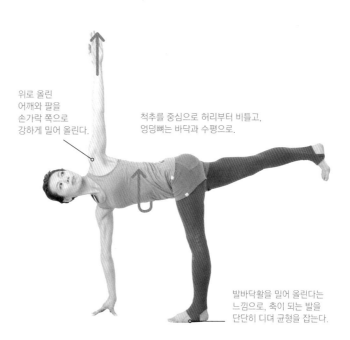

위로 올린
어깨와 팔을
손가락 쪽으로
강하게 밀어 올린다.

척추를 중심으로 허리부터 비틀고,
엉덩뼈는 바닥과 수평으로.

발바닥활을 밀어 올린다는
느낌으로, 축이 되는 발을
단단히 디뎌 균형을 잡는다.

회전하는 반달 자세

38 측면을 강하게 펴는 자세

파르스보타나아사나 Parsvottanasana

'측면, 옆구리'라는 뜻의 파르스바, '강하다'라는 뜻의 웃트, '펴다'라는 뜻의 '탄'이 합쳐진 이름입니다. 가슴 옆 부위가 펴지는 자세로, 다리 뒤쪽도 강하게 스트레칭됩니다. 손을 뒤로 합장하는 자세이기에 손목이 유연해지고 가슴이 열려서 깊게 호흡할 수 있습니다.

 ● 다리가 탄탄해진다.
● 체간이 강화된다.
● 허벅지 뒷면의 유연성이 향상된다.
● 어깨 결림이 완화된다.

 ★★★☆☆

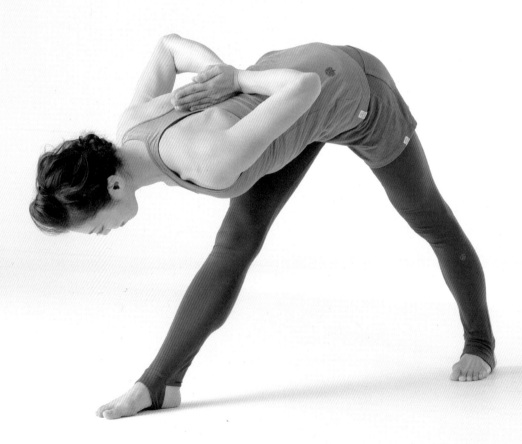

1 산 자세에서 한쪽 다리를 뺀다.

산 자세(P.40)로 서서 두 손을 허리에 대고 왼쪽 다리를 크게 뒤로 뺀다.

2 등 뒤로 손을 합장한다.

가슴을 밀어 올리며 등 뒤에서 손을 합장한다. 턱을 가볍게 들고 시선은 비스듬히 위를 본다.

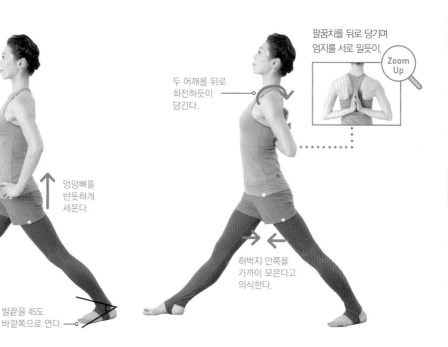

엉덩뼈를 반듯하게 세운다.

두 어깨를 뒤로 회전하듯이 당긴다.

팔꿈치를 뒤로 당기며 엄지를 서로 밀듯이.

Zoom Up

앞발을 세로로 똑바로 둔다.

발끝을 45도 바깥쪽으로 연다.

허벅지 안쪽을 가까이 모은다고 의식한다.

측면을 강하게 펴는 자세

3 상체를 앞으로 기울이며 머리를 정강이에 가까이 가져간다.

숨을 내쉬며 상체를 앞으로 기울인다. 가슴을 열고 등을 곧게 편 상태에서 앞으로 굽힌다.

★ 반대쪽도 동일하게 한다.

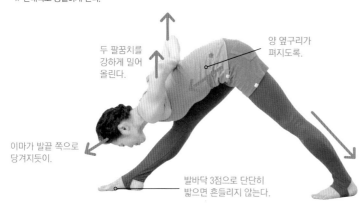

두 팔꿈치를 강하게 밀어 올린다.

양 옆구리가 펴지도록.

이마가 발끝 쪽으로 당겨지듯이.

발바닥 3점으로 단단히 밟으면 흔들리지 않는다.

뒷발도 강하게 밟는다.

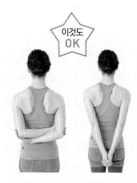

이것도 OK

합장이 어려우면 등 뒤에서 좌우 팔꿈치를 붙잡거나 손을 깍지 끼워 뻗어도 된다.

39 다리 넓게 벌려 앞으로 굽히기 자세
프라사리타 파도타나아사나 Prasarita Padottanasana

프라사리타는 '늘어나다, 벌어지다', 파다는 '발'이라는 뜻입니다. 다리를 좌우로 벌리고 상체를 앞으로 굽혀서 등을 펴는 자세로, 선 자세이면서 흉부와 머리 위치가 바뀐 역자세에 가까운 상태입니다. 역자세에 입문하기 전 단계의 전굴 자세로 익혀두면 좋습니다.

 ● 골반이 교정된다.
　　　　● 복부 장기의 기능이 활성화된다.
　　　　● 혈액 순환이 촉진된다.
　　　　● 다리가 탄탄해진다.

 ★★☆☆☆

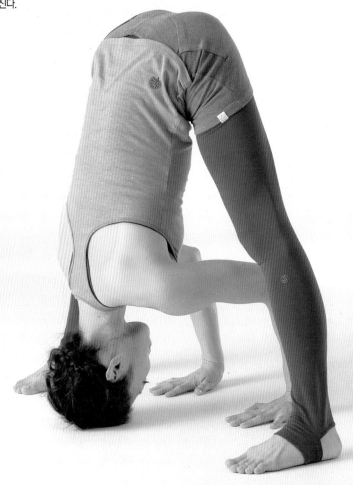

1 다리를 넓게 벌리고 앞으로 굽혀 손을 바닥에 댄다.

산 자세(P.40)로 서서 다리를 허리보다 넓게 벌린다. 숨을 내쉬면서 상체를 앞으로 굽혀 두 손을 다리 사이에 둔다.

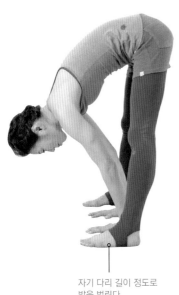

자기 다리 길이 정도로 발을 벌린다.

2 등을 편다.

숨을 들이마시며 척추를 펴고 가슴을 연다.

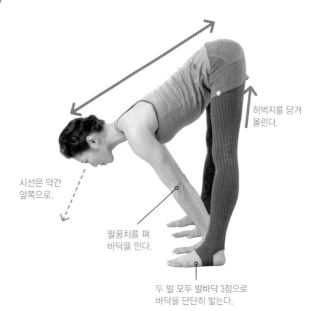

허벅지를 당겨 올린다.

시선은 약간 앞쪽으로.

팔꿈치를 펴 바닥을 민다.

두 발 모두 발바닥 3점으로 바닥을 단단히 밟는다.

다리 넓게 벌려 앞으로 굽히기 자세

3 정수리를 바닥에 댄다.

숨을 내쉬며 앞으로 깊이 굽혀 정수리를 바닥에 댄다. 두 팔꿈치를 오금 쪽으로 당기고 위팔은 바닥과 수평이 되게 한다.

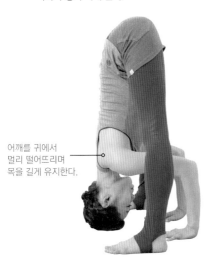

어깨를 귀에서 멀리 떨어뜨리며 목을 길게 유지한다.

상급자는 도전!

1번에서 두 손을 등 뒤에서 붙잡는다. 붙잡은 손을 바닥으로 내린다.

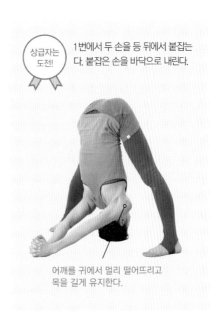

어깨를 귀에서 멀리 떨어뜨리고 목을 길게 유지한다.

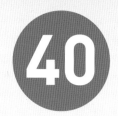

40 서서 반연꽃좌로 앞으로 굽히기 자세

아르다 밧다 파드모타나아사나 Ardha Baddha Padmottanasana

바로 선 상태에서 한쪽 다리를 연꽃좌(P.54) 상태로 하고, 손발로 몸통을 묶는 듯한 자세를 취한 후 앞으로 굽힙니다. 아르다는 '절반', 밧다는 '억누르다, 구속하다', 파드마는 '연꽃', 웃타나는 '늘이다'라는 뜻입니다. 고관절 유연성을 높이고 다리와 체간을 강화하는 자세입니다. 발가락을 붙잡기 어려우면 손을 바닥에 대도 괜찮습니다.

 효과
- 고관절 유연성이 향상된다.
- 마음이 안정된다.
- 복부 장기의 기능이 활성화된다.
- 균형 감각이 향상된다.

 난이도 ★★★★☆

! 무릎에 통증이 느껴지면 하지 말 것.

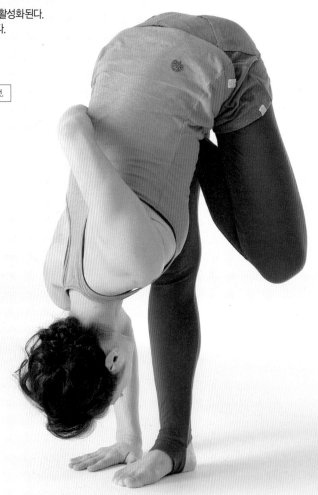

선 자세

앉은 자세

전굴

후굴

비틀기

역자세

밸런스

고관절

이완

1 **다리를 모으고 선다.**

산 자세(P.40)로 선다.

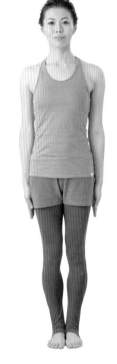

손을 들어 올리고
등을 똑바로 편다.

2 **한쪽 팔을 뒤로 돌려 한쪽 다리를 붙잡는다.**

왼쪽 다리를 굽혀 연꽃좌를 할 때처럼 오른쪽 서혜부까지 발등을 올린다. 왼손을 뒤로 돌려 왼쪽 발가락을 붙잡는다. 오른손은 위로 들어 올린다.

허벅지를
바깥쪽으로 회전하며
무릎은 바닥 쪽으로
내린다.

3 **앞으로 굽혀 손을 바닥에 댄다.**

왼손 엄지, 검지, 중지로 왼쪽 엄지발가락을 고쳐 잡는다. 숨을 내쉬며 상체를 앞으로 굽혀 바닥에 오른손을 댄다.

★ 반대쪽도 동일하게 한다.

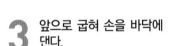

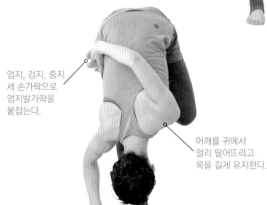

엄지, 검지, 중지
세 손가락으로
엄지발가락을
붙잡는다.

어깨를 귀에서
멀리 떨어뜨리고
목을 길게 유지한다.

이것도
OK

발을 붙잡지 못할 경우, 정강이를 무릎에 걸치듯이 올리고 양손은 바닥에 대도 괜찮다.

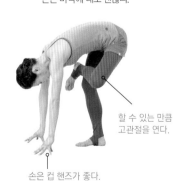

할 수 있는 만큼
고관절을 연다.

손은 컵 핸즈가 좋다.

서서 반연꽃좌로 앞으로 굽히기 자세

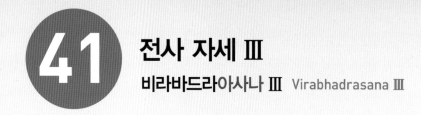

41 전사 자세 Ⅲ
비라바드라아사나 Ⅲ Virabhadrasana Ⅲ

파괴의 신, 시바의 화신 비라바드라를 칭송하는 자세입니다. 전사 자세 Ⅰ(P.94)을 강화한 것으로 Ⅰ, Ⅱ와 비교해 난이도가 높습니다. 발바닥 전체로 체중을 지탱하며 엉덩뼈를 바닥과 수평으로 유지하는 것이 균형을 잡는 요령입니다. 이 자세를 취하면 심신의 조화와 안정을 얻을 수 있습니다.

 효과
- 엉덩이가 탄탄해진다.
- 균형 감각이 향상된다.
- 신체 에너지가 높아진다.
- 집중력이 높아진다.

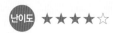 난이도 ★★★★☆

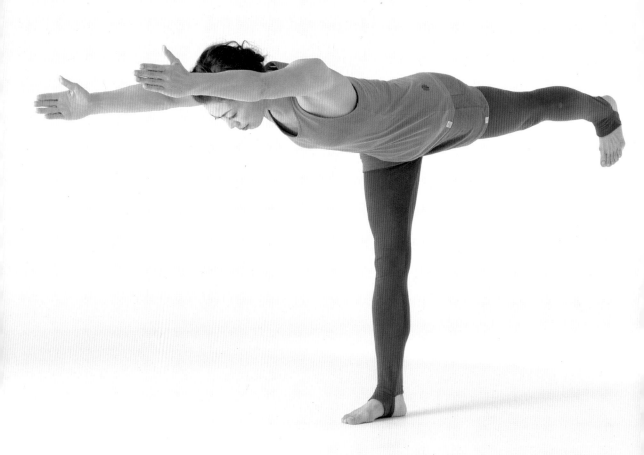

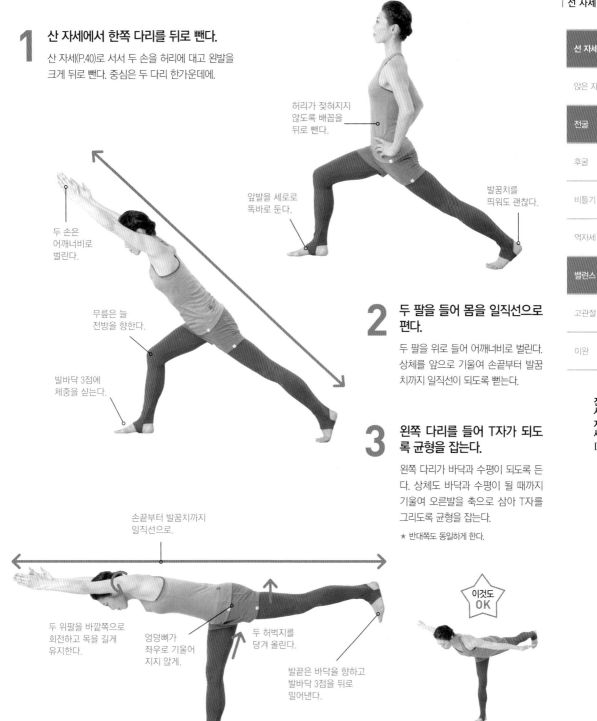

1 산 자세에서 한쪽 다리를 뒤로 뺀다.

산 자세(P.40)로 서서 두 손을 허리에 대고 왼발을
크게 뒤로 뺀다. 중심은 두 다리 한가운데에.

허리가 젖혀지지
않도록 배꼽을
뒤로 뺀다.

앞발을 세로로
똑바로 둔다.

발꿈치를
띄워도 괜찮다.

두 손은
어깨너비로
벌린다.

무릎은 늘
전방을 향한다.

발바닥 3점에
체중을 싣는다.

2 두 팔을 들어 몸을 일직선으로 편다.

두 팔을 위로 들어 어깨너비로 벌린다.
상체를 앞으로 기울여 손끝부터 발꿈
치까지 일직선이 되도록 뻗는다.

3 왼쪽 다리를 들어 T자가 되도록 균형을 잡는다.

왼쪽 다리가 바닥과 수평이 되도록 든
다. 상체도 바닥과 수평이 될 때까지
기울여 오른발을 축으로 삼아 T자를
그리도록 균형을 잡는다.

★ 반대쪽도 동일하게 한다.

손끝부터 발꿈치까지
일직선으로.

두 위팔을 바깥쪽으로
회전하고 목을 길게
유지한다.

엉덩뼈가
좌우로 기울어
지지 않게.

두 허벅지를
당겨 올린다.

발끝은 바닥을 향하고
발바닥 3점을 뒤로
밀어낸다.

이것도
OK

두 손을 어깨높이에서 좌우로
벌리면 균형을 잡기 수월하다.

전
사
자
세
III

117

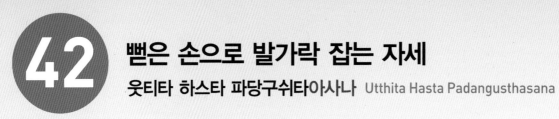

42 뻗은 손으로 발가락 잡는 자세

웃티타 하스타 파당구쉬타아사나 Utthita Hasta Padangusthasana

한쪽 다리를 들어 엄지발가락을 붙잡고 균형을 잡는 자세입니다. 웃티타는 '늘이다', 하스타는 '손', 파당구쉬타는 '엄지발가락'이라는 뜻입니다. 한쪽 발을 붙잡은 자세로 안정적으로 균형을 잡을 수 있다면, 상급자용 발전 자세에 도전해보세요.

효과
- 체간이 강화된다.
- 고관절 유연성이 향상된다.
- 균형 감각이 향상된다.
- 집중력이 높아진다.

난이도 ★★★★☆

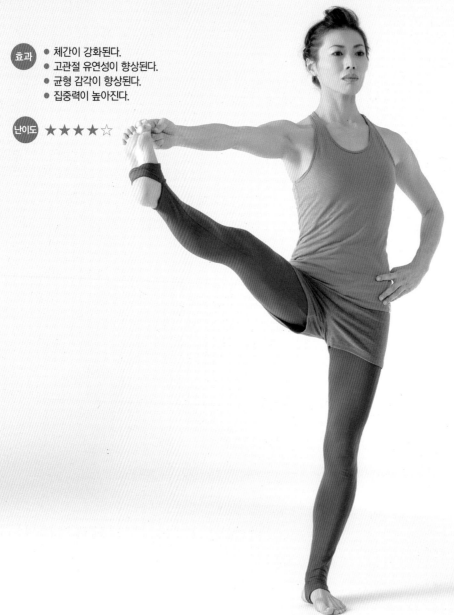

1 다리를 모으고 선다.

산 자세(P.40)로 서서 두 손을 허리에 댄다.

2 한쪽 무릎을 들어 발끝을 붙잡는다.

오른쪽 다리의 무릎을 가슴으로 끌어당기듯이 든다. 오른손 엄지, 검지, 중지로 오른쪽 엄지발가락을 붙잡는다.

3 들어 올린 다리를 앞으로 편다.

오른손으로 엄지발가락을 붙잡은 상태로 오른쪽 다리를 앞으로 곧게 편다.

★ 반대쪽도 동일하게 한다.

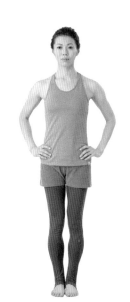

정수리를 밀어 올린다.

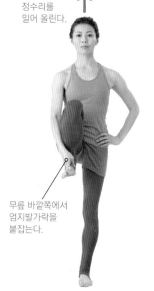

무릎 바깥쪽에서 엄지발가락을 붙잡는다.

무릎을 펴고 발꿈치가 아래를 향하게.

궁둥뼈는 좌우로 치우치지 않게.

뻗은 손으로 발가락 잡는 자세

4 들고 있는 다리를 옆으로 벌린다.

오른손으로 엄지발가락을 붙잡은 상태에서 들고 있는 다리를 바로 옆보다 살짝 앞쪽에 오도록 벌린다. 정수리가 위로 당겨지듯이 등을 쭉 편다.

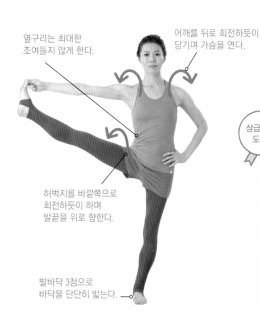

옆구리는 최대한 조여들지 않게 한다.

어깨를 뒤로 회전하듯이 당기며 가슴을 연다.

허벅지를 바깥쪽으로 회전하듯이 하며 발끝을 위로 향한다.

발바닥 3점으로 바닥을 단단히 밟는다.

상급자는 도전!

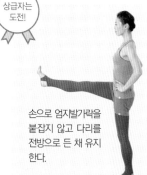

손으로 엄지발가락을 붙잡지 않고 다리를 전방으로 든 채 유지한다.

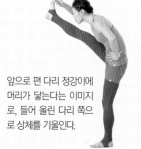

앞으로 편 다리 정강이에 머리가 닿는다는 이미지로, 들어 올린 다리 쪽으로 상체를 기울인다.

43 독수리 자세

가루다아사나 Garudasana

'독수리'를 뜻하는 가루다는 인도 신화의 3대 신 중 하나인 비슈누 신의 탈것으로 그려지는 신성한 새를 의미하기도 합니다. 두 손과 두 다리를 좌우로 얽고 한쪽 다리로 균형을 잡는 자세입니다. 발목을 강화하고 종아리 근육 뭉침과 통증을 완화하며 어깨 결림을 해소하는 효과도 있습니다.

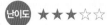

효과
● 집중력이 높아진다.
● 다리가 탄탄해진다.
● 어깨 결림이 완화된다.
● 위팔이 탄탄해진다.

난이도 ★★★☆☆

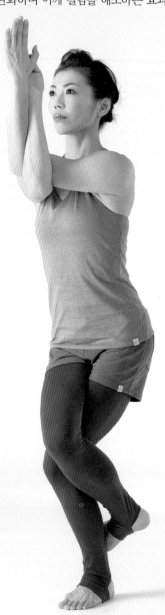

선 자세

앉은 자세

전굴

후굴

비틀기

역자세

밸런스

고관절

이완

독수리 자세

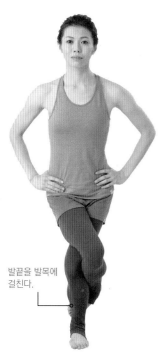

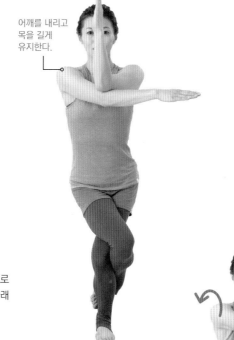

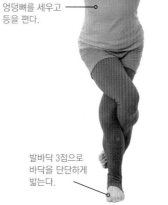

1 무릎 위에서 두 다리를 꼰다.

산 자세(P.40)에서 두 손을 허리에 댄다. 왼쪽 무릎을 굽혀 오른쪽 다리가 위로 올라오도록 다리를 꼰다. 오른쪽 발끝을 왼쪽 다리 뒤에 걸친다.

발끝을 발목에 걸친다.

어깨를 내리고 목을 길게 유지한다.

2 몸 중앙에서 두 팔을 겹친다.

왼쪽 팔꿈치를 90도로 구부려 앞쪽으로 들고 오른쪽 팔꿈치를 왼쪽 팔꿈치 아래에 댄다.

손끝을 위로 밀어 올리며 팔꿈치를 어깨높이로.

두 어깨를 회전하듯이 강하게 뒤로 당긴다.

배꼽을 뒤로 빼듯이 엉덩뼈를 세우고 등을 편다.

3 좌우 아래팔을 꼰다.

그대로 오른팔을 구부려 왼팔에 얽는다. 양손 엄지가 머리 쪽을 향하도록 손바닥을 맞대고 나머지 손가락은 위로 뻗는다.

★ 반대쪽도 동일하게 한다.

발바닥 3점으로 바닥을 단단하게 밟는다.

44 나타라자 자세

나타라자아사나 Natarajasana

나타라자는 인도 신화의 3대 신인 시바 신의 다양한 이름 중 하나입니다. '춤의 왕'이라는 의미를 지니고 있어 댄싱 시바라고 불리기도 합니다. 한 발로 취하는 균형 자세로, 척추가 유연하고 평형 감각이 있어야 가능한 후굴 자세입니다. 가슴을 여는 훈련을 충분히 한 후 실시해보세요.

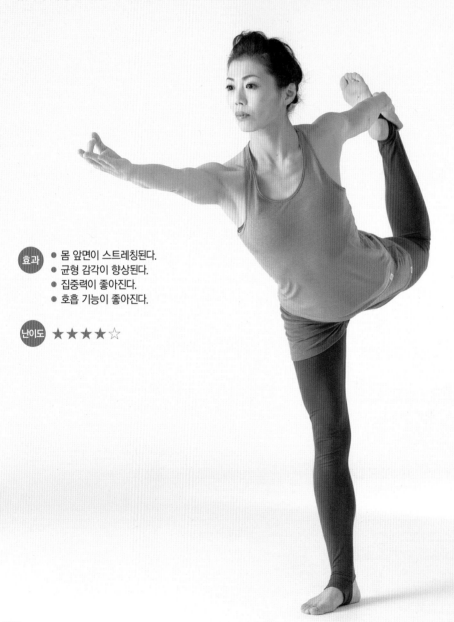

효과
- 몸 앞면이 스트레칭된다.
- 균형 감각이 향상된다.
- 집중력이 좋아진다.
- 호흡 기능이 좋아진다.

난이도 ★★★★☆

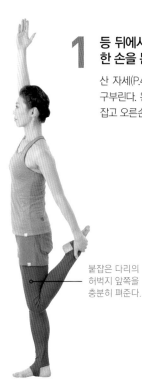

1 등 뒤에서 한쪽 발을 붙잡고 한 손을 든다.

산 자세(P.40)로 서서 왼쪽 무릎을 구부린다. 왼손으로 왼쪽 발등을 붙잡고 오른손은 위로 든다.

붙잡은 다리의 허벅지 앞쪽을 충분히 펴준다.

2 상체를 앞으로 기울인다.

왼쪽 무릎을 뒤로 들어 올리며 상체를 앞으로 기울인다.

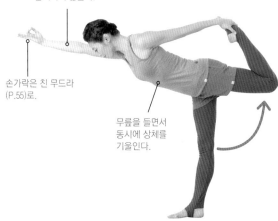

팔 위치는 귀 옆에서 움직이지 않는다.

손가락은 친 무드라 (P.55)로.

무릎을 들면서 동시에 상체를 기울인다.

나
타
라
자
자
세

3 등을 세워 팔과 다리로 활 모양을 그린다.

왼발을 뒤로 차면서 왼손이 당기는 힘을 이용해 다리를 위로 들어 올린다. 등을 일으키고, 오른팔은 코 앞 먼 곳으로 뻗는다.

★ 반대쪽도 동일하게 한다.

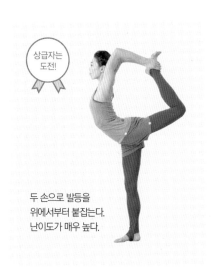

상급자는 도전!

두 손으로 발등을 위에서부터 붙잡는다. 난이도가 매우 높다.

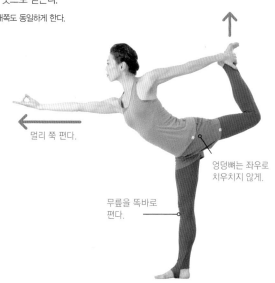

멀리 쭉 편다.

엉덩뼈는 좌우로 치우치지 않게.

무릎을 똑바로 편다.

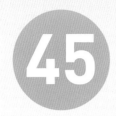

45 머리를 무릎에 대는 자세(상체 기울이기)
자누 시르샤아사나 Janu Sirsasana

자누는 '무릎', 시르샤는 '머리'라는 뜻입니다. 이름 그대로 한쪽 다리를 펴고 무릎에 머리가 닿도록 몸을 앞으로 굽히는 자세입니다. 복부를 부드럽게 자극해 장기의 기능을 활성화하며, 다리부터 상반신까지 몸 뒷면을 스트레칭할 수 있습니다.

 효과
- 복부 장기의 기능이 활성화된다.
- 마음이 안정된다.
- 몸 뒷면의 유연성이 향상된다.
- 허벅지 유연성이 향상된다.

난이도 ★★☆☆☆

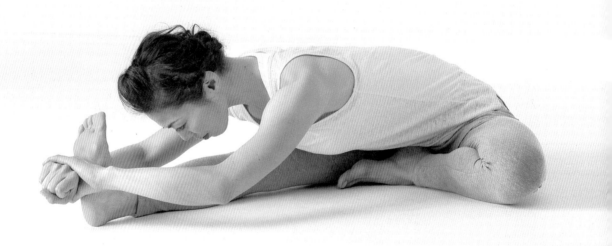

1 앉아서 한쪽 다리를 굽힌다.

막대 자세(P.56)로 앉아 왼쪽 다리를 구부린다. 두 손으로 왼쪽 다리를 들고 당기며 왼발 발꿈치를 오른쪽 사타구니에 댄다.

2 앞으로 편 발을 두 손으로 붙잡는다.

왼쪽 무릎을 바닥에 내리고 등을 편 상태로 상체를 살짝 앞으로 굽혀 오른발을 두 손으로 붙잡는다.

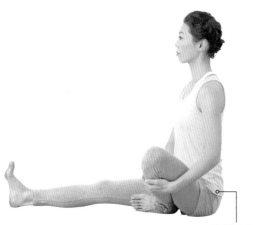

허리를 둥글게 말지 않는다.

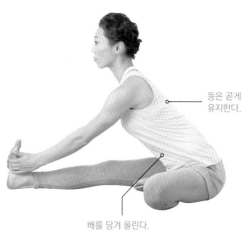

등은 곧게 유지한다.

배를 당겨 올린다.

3 앞으로 깊게 숙인다.

숨을 내쉬며, 발쪽으로 상체가 당겨진다고 의식하면서 앞으로 깊숙이 숙인다. 발보다 멀리 손을 뻗어 두 팔꿈치를 벌리고 왼손으로 오른쪽 손목을 잡는다.

★ 반대쪽도 동일하게 한다.

어깨뼈를 뒤로 당기듯이 하며 목을 길게 유지한다.

붙잡은 손을 발바닥에 걸치듯이.

45-1 응용 자세

회전하여 머리를 무릎에 대는 자세

파리브리타 자누 시르샤아사나
Parivrtta Janu Sirsasana

상체를 비틀어 발을 붙잡는다. 파리브리타는 '회전하다'라는 뜻이다.

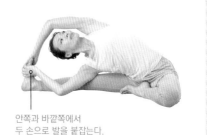

안쪽과 바깥쪽에서 두 손으로 발을 붙잡는다.

머리를 무릎에 대는 자세 (상체 기울이기) | 회전하여 머리를 무릎에 대는 자세

125

 **박쥐 자세**(다리 벌리고 앉아 앞으로 굽히기 자세)

우파비스타 코나아사나 Upavistha Konasana

우파비스타는 '앉다', 코나는 '각도'라는 뜻입니다. 다리를 벌린 상태에서 앞으로 굽혀 고관절부터 허벅지 뒤까지 스트레칭하는 자세로, 마치 날으는 박쥐를 떠올리게 하는 형태입니다. 궁둥뼈와 복부 장기를 적절히 자극해 생리통을 예방하는 효과가 있습니다.

 ● 고관절 유연성이 향상된다.
● 마음이 안정된다.
● 복부 장기의 기능이 활성화된다.
● 산부인과 계통의 건강이 개선된다.

난이도 ★★☆☆☆

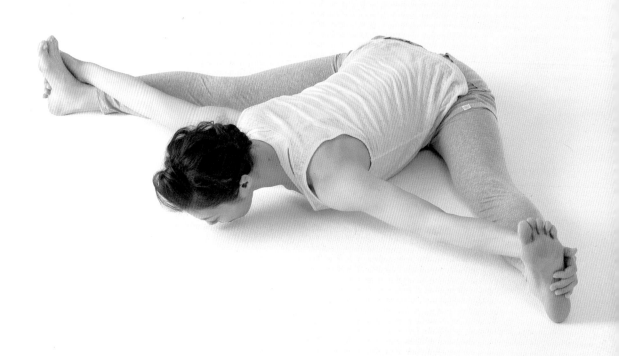

1 다리를 벌리고 앉는다.

막대 자세(P.56)로 앉아 두 다리를 좌우로 벌린다. 궁둥뼈를 세운다.

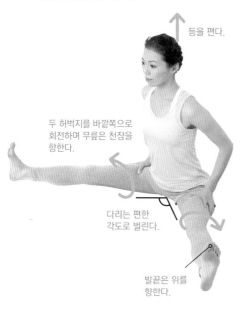

등을 편다.

두 허벅지를 바깥쪽으로 회전하며 무릎은 천장을 향한다.

다리는 편한 각도로 벌린다.

발끝은 위를 향한다.

2 두 손을 앞쪽 바닥에 댄다.

등을 편 상태로 상체를 앞으로 살짝 기울여 두 손을 바닥에 댄다.

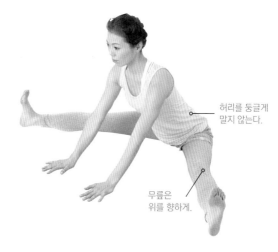

허리를 둥글게 말지 않는다.

무릎은 위를 향하게.

3 가슴을 바닥 가까이로 가져가며 손으로 양쪽 발을 붙잡는다.

앞으로 깊이 숙여 배, 가슴, 턱을 바닥에 가까이 가져간다. 두 팔을 좌우로 벌려 발을 붙잡는다.

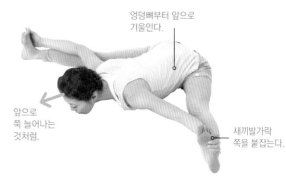

엉덩뼈부터 앞으로 기울인다.

앞으로 쭉 늘어나는 것처럼.

새끼발가락 쪽을 붙잡는다.

46-1 응용 자세

일직선으로 다리 벌리기 자세(다리 찢기)

사마코나아사나
Samakonasana

사마는 '곧은', 코나는 '각도'라는 뜻이다. 좌우로 일직선이 되도록 다리를 벌리는 자세다. 엉덩뼈 주변의 혈류가 좋아진다.

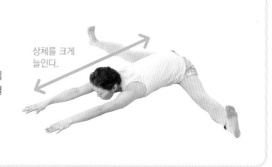

상체를 크게 늘인다.

박쥐 자세(다리 벌리고 앉아 앞으로 굽히기 자세) · 일직선으로 다리 벌리기 자세

47 반연꽃좌로 앞으로 굽히기 자세

아르다 밧다 파드마 파스치모타나아사나
Ardha Baddha Padma Paschimottanasana

앉아서 앞으로 굽히기 자세(P.58)에서 한쪽 다리를 연꽃좌(P.54)처럼 꼬고, 몸을 묶듯이 한쪽 팔을 등 뒤로 돌리는 자세입니다. 아르다는 '절반', 밧다는 '억누르다, 구속하다'라는 뜻이지요. 가슴 부위가 강하게 스트레칭되어 새우등을 개선합니다.

 효과
- 고관절 유연성이 향상된다.
- 허벅지 뒷면의 유연성이 향상된다.
- 복부 장기의 기능이 활성화된다.
- 변비가 해소된다.

 난이도 ★★★☆☆

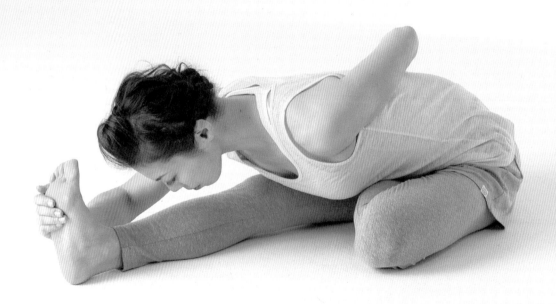

선 자세

앉은 자세

전굴

후굴

비틀기

역자세

밸런스

고관절

이완

1 앉아서 한쪽 다리를 구부린다.

막대 자세(P.56)로 앉아 왼쪽 다리를 구부린다. 두 손으로 왼발을 들고 연꽃좌를 할 때처럼 왼쪽 발목을 오른쪽 사타구니로 가져간다.

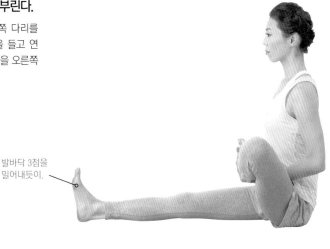

정수리가 당겨지듯이 위로 밀어 올린다.

발바닥 3점을 밀어내듯이.

2 오른손으로 오른발, 왼손으로 왼발 끝을 잡는다.

왼팔을 등 뒤로 돌려 왼발 엄지를 붙잡는다. 동시에 몸을 앞으로 굽혀 오른손을 앞으로 뻗어 오른발 새끼발가락 쪽을 붙잡는다.

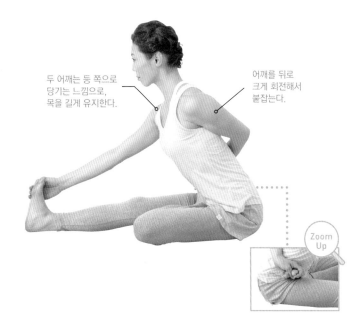

두 어깨는 등 쪽으로 당기는 느낌으로, 목을 길게 유지한다.

어깨를 뒤로 크게 회전해서 붙잡는다.

Zoom Up

엄지와 검지, 중지로 엄지 발가락을 붙잡는다.

3 앞으로 깊게 굽혀 턱을 정강이 가까이 가져간다.

숨을 내쉬며 앞으로 깊숙이 굽혀 정강이에 턱을 가까이 댄다.

★ 반대쪽도 동일하게 한다.

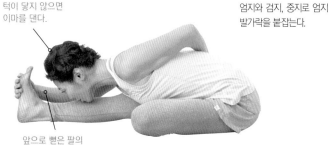

턱이 닿지 않으면 이마를 댄다.

앞으로 뻗은 팔의 팔꿈치를 옆에 둔다.

반연꽃좌로 앞으로 굽히기 자세

48 활쏘기 자세
아카르나 다누라아사나 Akarna Dhanurasana

아카르나는 '귀까지 당기다', 다누라는 '활'이라는 뜻으로, 말 그대로 활시위를 당기듯이 한쪽 발을 귀에 가까이 가져가는 자세입니다. 이 일련의 동작을 부드럽고 아름답게 하기 위해서는 강한 집중력이 필요합니다. 고관절 유연성을 높이고 체간과 팔을 강화하는 효과가 있습니다.

 효과
- 복부 장기의 기능이 활성화된다.
- 고관절 유연성이 향상된다.
- 팔이 강화된다.
- 집중력이 높아진다.

난이도 ★★★☆☆

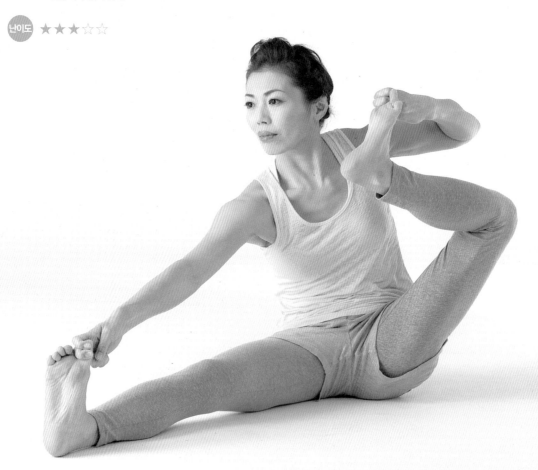

활쏘기자세

1 앉아서 엄지발가락을 붙잡는다.

막대 자세(P.56)로 앉아 오른손으로 오른쪽 엄지발가락을, 왼손으로 왼쪽 엄지발가락을 붙잡는다. 왼쪽 다리를 굽혀 발을 몸 쪽으로 끌어당긴다.

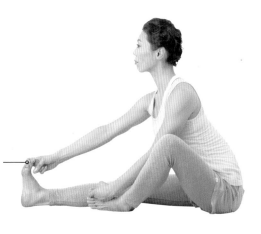

검지와 중지를
엄지발가락에
건다.

2 상체를 살짝 들어 한 발을 바닥에서 들어 올린다.

상체를 들면서 왼손으로 왼발을 잡아당겨 발꿈치를 어깨높이까지 들어 올린다.

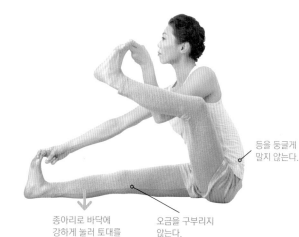

등을 둥글게
말지 않는다.

종아리로 바닥에
강하게 눌러 토대를
안정시킨다.

오금을 구부리지
않는다.

3 들어 올린 발을 귀 가까이 가져간다.

활을 당기듯이 왼손을 더욱 당겨 왼발을
왼쪽 귀 가까이로 가져간다.

★ 반대쪽도 동일하게 한다.

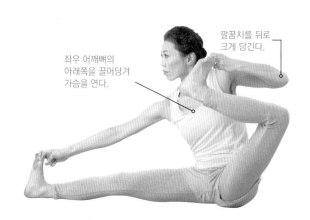

좌우 어깨뼈의
아래쪽을 끌어당겨
가슴을 연다.

팔꿈치를 뒤로
크게 당긴다.

49 삼지를 대고 앞으로 굽히기 자세

트리앙가 무카이카파다 파스치모타나아사나

Trianga Mukhaikapada Paschimottanasana

트리앙가는 '삼지(三肢, 세 부분)'라는 뜻으로, 여기서는 한쪽 다리와 두 팔을 말합니다. 무카이카파다는 '한쪽 다리에 얼굴이 닿다'라는 의미입니다. 머리를 무릎에 대는 자세(P.124)와 매우 비슷한데, 이자세는 다리를 안쪽으로 접어 구부립니다.

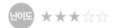
- 허벅지 뒷면의 유연성이 향상된다.
- 골반이 교정된다.
- 복부 장기의 기능이 활성화된다.
- 신장 기능이 활성화된다.

난이도 ★★★☆☆

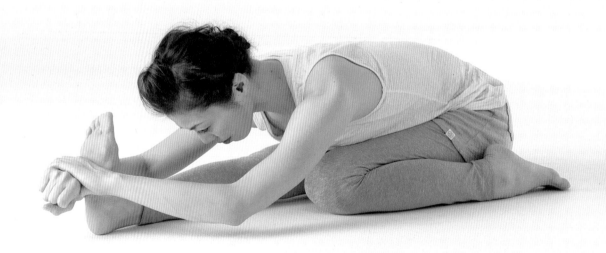

1 한쪽 다리를 안으로 구부리고 앉는다.

막대 자세(P.56)로 앉아 왼쪽 다리를 안쪽으로 구부려 발꿈치를 엉덩이 옆에 붙인다. 구부린 다리는 발끝을 뒤로 펴고 발등을 바닥에 댈 것.

두 허벅지는 평행하게 놓는다.

허리를 둥글게 말지 않는다.

2 앞으로 편 발을 두 손으로 붙잡는다.

등을 편 상태로 몸을 살짝 굽혀 오른발을 두 손으로 잡는다.

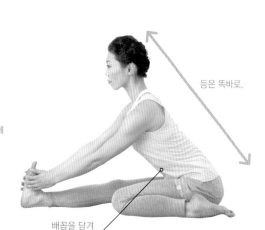

등은 똑바로.

배꼽을 당겨 올린다.

3 앞으로 깊게 숙인다.

숨을 내쉬며 앞으로 깊게 숙인다. 발보다 멀리 손을 뻗고, 오른발을 사이에 끼우듯이 왼손으로 오른손을 붙잡는다.

★ 반대쪽도 동일하게 한다.

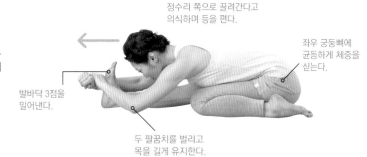

정수리 쪽으로 끌려간다고 의식하며 등을 편다.

좌우 궁둥뼈에 균등하게 체중을 싣는다.

발바닥 3점을 밀어낸다.

두 팔꿈치를 벌리고 목을 길게 유지한다.

49-1 응용 자세

왜가리 자세

크라운차아사나
Kraunchasana

크라운차는 '왜가리'라는 뜻으로, 새와 닮은 자세여서 이런 이름이 붙었다. 삼지를 대고 앞으로 굽히기 자세를 위로 하는 자세다.

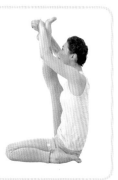

삼지를 대고 앞으로 굽히기 자세 — 왜가리 자세

50 현인 바라드바자 자세

바라드바자아사나 Bharadvajasana

고대 현인 바라드바자를 칭송하는 자세로, 마음이 중립을 찾고 차분해집니다. 척추를 자극해 등의 유
연성을 높이고 틀어진 부분을 교정하는 효과가 있습니다. 비틀기 자세 중에서 비교적 쉬워서 다른 난
이도 높은 비틀기 자세의 도입 단계로 추천합니다.

효과
- 복부 장기의 기능이 활성화된다.
- 척추가 교정된다.
- 골반이 교정된다.
- 허리가 탄탄해진다.

난이도 ★★★☆☆

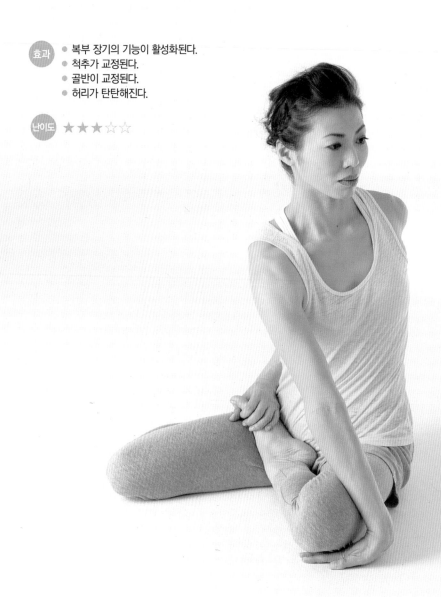

1 한쪽 다리를 안으로 구부리고 앉는다.

막대 자세(P.56)로 앉아 오른쪽 다리를 안으로 구부려 발꿈치를 엉덩이 옆에 댄다. 구부린 발은 발끝을 뒤로 펴주고 발등을 바닥에 댈 것.

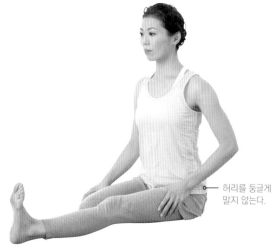

허리를 둥글게 말지 않는다.

2 펴고 있던 다리의 발등을 붙잡고 끌어당긴다.

왼쪽 다리를 구부려 발등을 붙잡고 끌어당긴다. 연꽃좌(P.54)를 하듯이 왼쪽 발등을 오른쪽 사타구니까지 올린다.

발끝만이 아니라 발목까지 제대로 올린다.

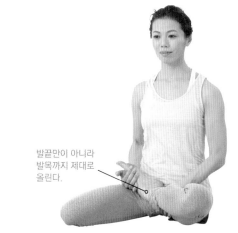

3 위에 올린 다리 방향으로 상체를 비튼다.

왼쪽 어깨를 왼쪽으로 회전하면서 왼손을 등 뒤로 돌려 왼쪽 엄지발가락을 붙잡는다. 오른손은 왼쪽 무릎 바깥쪽에 대고 상체를 왼쪽으로 크게 비튼다.

★ 반대쪽도 동일하게 한다.

Zoom Up

시선은 뒤로.

앞에 있는 어깨를 뒤로 당긴다.

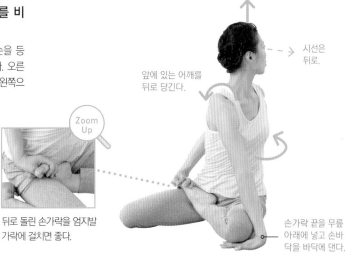

뒤로 돌린 손가락을 엄지발가락에 걸치면 좋다.

손가락 끝을 무릎 아래에 넣고 손바닥을 바닥에 댄다.

135

51 반 물고기 신 자세(척추 비틀기 자세)
아르다 마첸드라아사나 Ardha Matsyendrasana

물고기의 왕이라고도 불리는 전설 속의 신 마첸드라에게 바치는 아사나로, 대표적인 비틀기 자세입니다. 아르다는 '절반'이라는 뜻으로, 척추를 한쪽으로 절반쯤 비틉니다. 이렇게 비틀면 하복부가 자극되어 방광과 장의 기능이 활성화됩니다.

효과
- 복부 장기의 기능이 활성화된다.
- 척추가 교정된다.
- 골반이 교정된다.
- 허리가 탄탄해진다.

난이도 ★★★☆☆

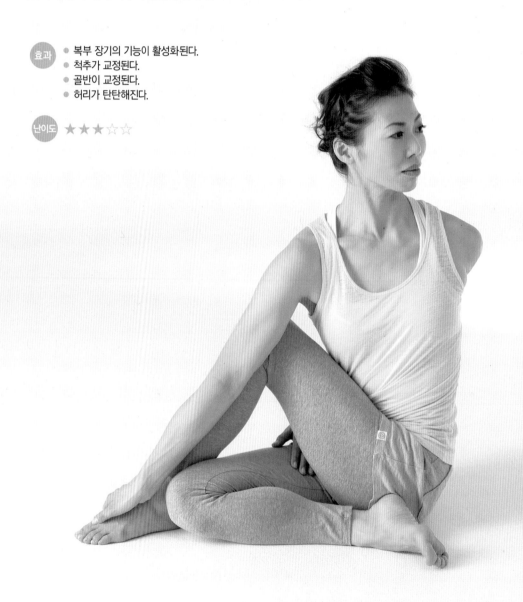

1 두 다리를 구부리고 교차해서 앉는다.

막대 자세(P.56)로 앉는다. 오른쪽 무릎을 바깥쪽으로 구부려 허벅지와 장딴지가 닿게 하고, 왼쪽 무릎을 세워 발바닥을 오른쪽 허벅지 바깥쪽으로 내린다.

2 상체를 비틀고 한 손을 든다.

왼손을 뒤로 빼고 상체를 왼쪽으로 비튼다. 동시에 오른손을 위로 들어 올린다.

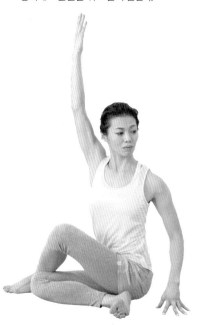

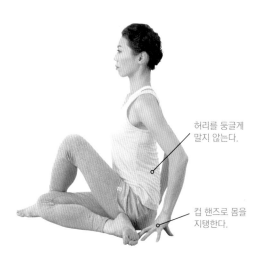

허리를 둥글게 말지 않는다.

컵 핸즈로 몸을 지탱한다.

반 물 고 기 신 자 세 (척 추 비 틀 기 자 세)

3 더 세게 비튼다.

오른손을 왼쪽 무릎 바깥쪽으로 내려 왼쪽 발목을 붙잡는다. 왼손으로 오른쪽 허벅지의 사타구니를 붙잡고 더 강하게 비튼다.

★ 반대쪽도 동일하게 한다.

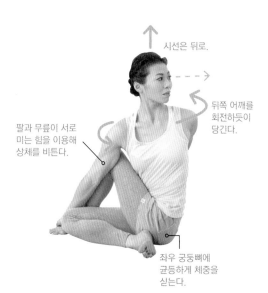

시선은 뒤로.

뒤쪽 어깨를 회전하듯이 당긴다.

팔과 무릎이 서로 미는 힘을 이용해 상체를 비튼다.

좌우 궁둥뼈에 균등하게 체중을 싣는다.

이것도 OK

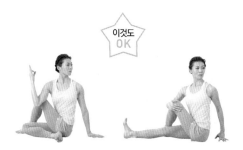

팔로 몸을 결박하지 않고 뒤쪽에 손을 대 몸을 지탱한다. 무릎에 걸친 팔의 손은 친 무드라(P.55)로.

한쪽 다리를 편 상태에서 구부린 무릎을 반대편 손으로 받친다. 서서히 몸을 비틀고 싶을 때 이렇게 한다.

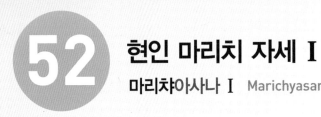

52 현인 마리치 자세 I

마리챠아사나 I Marichyasana I

창조신 브라마의 아들로 7인의 현인 중 하나인 마리치를 칭송하는 자세입니다. 팔을 앞으로 뻗지 않고 몸의 심부 근육을 써서 앞으로 굽힘으로써 복부 장기를 더욱 자극합니다. 수련을 거듭하다 보면 가슴과 어깨 주변의 유연성이 좋아져서 팔을 붙잡기가 수월해집니다. 정신적인 면에서는 마음을 중립적인 상태로 만들어 차분하게 안정시킵니다.

 효과
- 고관절 유연성이 향상된다.
- 복부 장기의 기능이 활성화된다.
- 척추가 교정된다.
- 마음이 안정된다.

난이도 ★★★☆☆

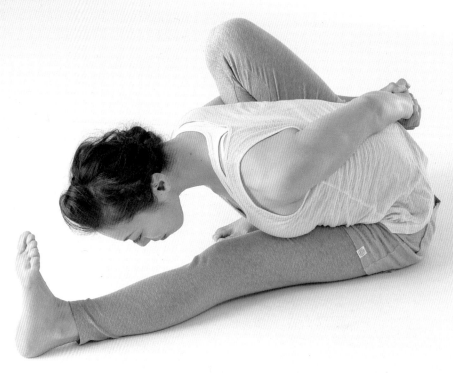

1 한쪽 무릎을 세우고 앉는다.

막대 자세(P.56)로 앉아 오른쪽 무릎을
가슴으로 끌어당겨 세운다.

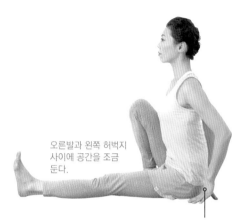

오른발과 왼쪽 허벅지
사이에 공간을 조금
둔다.

두 손으로 몸을
지탱한다.

2 한 손을 든다.

오른팔을 위로 든다.

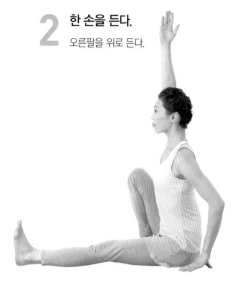

선 자세

앉은 자세

전굴

후굴

비틀기

역자세

밸런스

고관절

이완

어깨뼈 하단을 조이고
등을 펴면서 정수리를
앞쪽으로 밀어낸다.

정강이
아래쪽으로
팔을 걸쳐
두 팔꿈치를 편다.

발바닥 3점을
앞으로 민다.

꼬리뼈를 내린다.

3 상체를 앞으로 기울이고 두 손을 등 뒤에서 붙잡는다.

상체를 앞으로 기울이면서 오른손→왼손의 순
서로 두 손을 등 뒤로 돌린다. 오른쪽 정강이 바
깥쪽으로 오른손을 돌려 왼쪽 손목을 붙잡는다.

★ 반대쪽도 동일하게 한다.

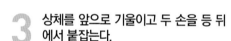

| 앞모습 |

정강이를 똑바로
세운다.

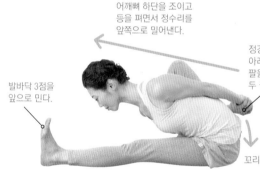
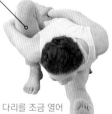

다리를 조금 열어
앞으로 상체를
굽힌다.

52-1 응용 자세

현인 마리치 자세 II

마리챠아사나 II
Marichyasana II

앞으로 편 다리를 반연꽃좌(P.128) 상태
로 만든다. 발꿈치가 배꼽을 밀어줘서 복
부 장기를 더욱 강하게 자극한다.

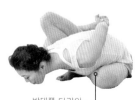

반대쪽 다리의
사타구니에 발등을
놓는다.

139

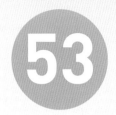

53 현인 마리치 자세 Ⅲ

마리챠아사나 Ⅲ Marichyasana Ⅲ

7인의 현인 가운데 마리치에게 바치는 자세로, 앉아서 옆으로 비트는 동작입니다. 비틀기를 통해 허리가 탄탄해지는 효과를 얻을 수 있습니다. 손목을 붙잡기 어렵다면 손가락, 손바닥, 손목 순서로 서서히 단계를 올려보세요. 현인 마리치의 자세 Ⅰ부터 Ⅳ까지 순서대로 난이도가 높아집니다.

효과
- 갈비뼈 부근의 유연성이 향상된다.
- 복부 장기의 기능이 활성화된다.
- 척추가 교정된다.
- 마음이 안정된다.

난이도 ★★★☆☆

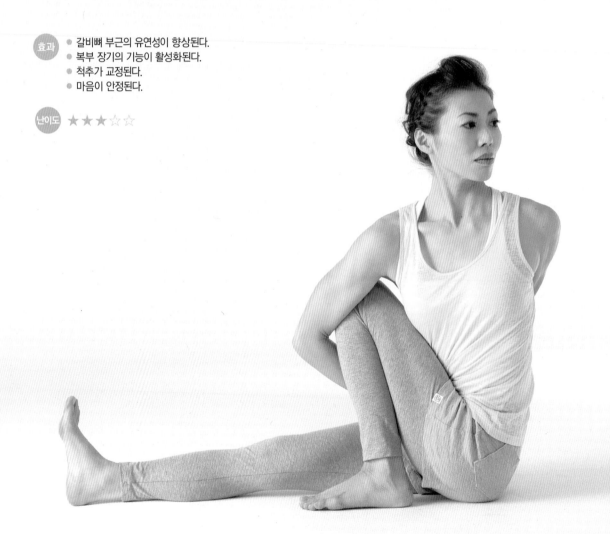

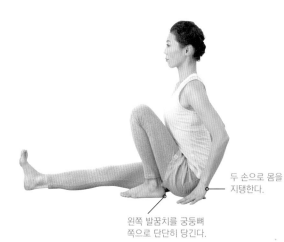

1 한쪽 무릎을 세우고 앉는다.

막대 자세(P.56)로 앉아 왼쪽 무릎을 가슴으로 끌어당겨 세운다.

두 손으로 몸을 지탱한다.

왼쪽 발꿈치를 궁둥뼈 쪽으로 단단히 당긴다.

2 상체를 비틀면서 한 손을 든다.

왼손을 뒤로 빼고 상체를 왼쪽으로 비튼다. 동시에 오른손을 위로 든다.

팔을 들면서 등을 편다.

꼬리뼈를 내린다.

3 등 뒤에서 손목을 붙잡고 더욱 비튼다.

오른팔을 왼쪽 무릎 바깥쪽에 걸치고 상체를 더욱 비튼다. 왼손을 등 뒤로 돌려 오른손으로 왼쪽 손목을 붙잡는다.

★ 반대쪽도 동일하게 한다.

어깨를 뒤로 당겨 가슴을 연다.

팔을 무릎 바깥쪽에 단단히 걸칠 것.

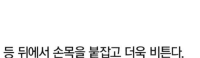

Zoom Up

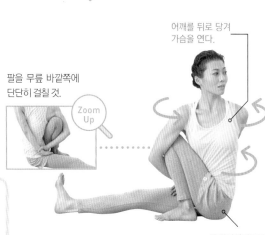

궁둥뼈에 균등하게 체중을 싣는다.

53-1 응용 자세

현인 마리치 자세 IV

마리챠아사나 IV
Marichyasana IV

앞으로 뻗고 있던 다리를 반연꽃 좌 상태로 만든다. 현인 마리치 자세 II와 현인 마리치 자세 III를 조합한 것이다.

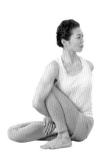

현인 마리치 자세 III | 현인 마리치 자세 IV

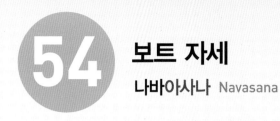

54 보트 자세

나바아사나 Navasana

나바는 '보트(Boat)'를 뜻합니다. 마치 배처럼 몸을 접어 균형을 잡는 자세로, 몸의 심부 근육을 제대로 사용하지 않으면 허벅지가 아플 수 있습니다. 등 근육과 복근 등 필수 근력을 키운 뒤, 불필요한 힘을 빼고 실시해보세요. 아름다운 자세 유지에 필수적인 체간 힘을 높이는 데 효과적인 자세입니다.

 효과
- 전신이 탄탄해진다.
- 균형 감각이 향상된다.
- 집중력이 높아진다.
- 변비가 해소된다.

난이도 ★★★☆☆

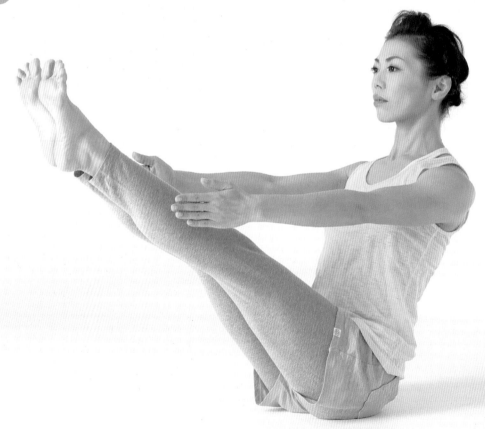

선 자세

앉은 자세

전굴

후굴

비틀기

역자세

밸런스

고관절

이완

1 무릎을 구부리고 앉는다.

막대 자세(P.56)로 앉아 양 무릎을 구부리고 오금에 손을 넣는다.

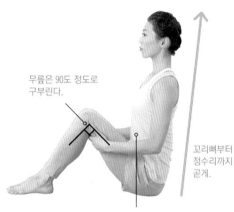

무릎은 90도 정도로 구부린다.

꼬리뼈부터 정수리까지 곧게.

서혜부를 접고 배꼽을 허벅지 쪽으로 밀어붙이듯이.

2 상체를 뒤로 기울이면서 다리를 든다.

상체를 조금씩 뒤로 기울인다. 다리를 받치듯이 손을 대고 다리를 바닥에서 띄운다.

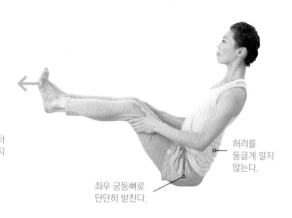

허리를 둥글게 말지 않는다.

좌우 궁둥뼈로 단단히 받친다.

3 두 다리를 펴고 손을 놓아 균형을 잡는다.

두 다리를 쭉 펴고, 팔은 바닥과 수평이 되도록 앞으로 편다. 배꼽을 밀어 올리며 허리를 편다.

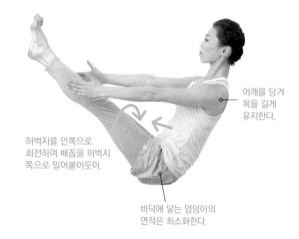

어깨를 당겨 목을 길게 유지한다.

허벅지를 안쪽으로 회전하며 배꼽을 허벅지 쪽으로 밀어붙이듯이.

바닥에 닿는 엉덩이의 면적은 최소화한다.

보트 자세 | 회전하는 보트 자세

54-1 응용 자세

회전하는 보트 자세

파리브리타 나바아사나
Parivrtta Navasana

파리브리타란 '회전하다'라는 뜻이다. 두 손을 일직선으로 벌리고 복부를 비틀어 균형을 잡는다.

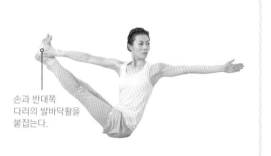

손과 반대쪽 다리의 발바닥활을 붙잡는다.

55 얼굴을 위로 향하고 앞으로 굽히기 자세 I

우르드바 무카 파스치모타나아사나 I
Urdhva Mukha Paschimottanasana I

앉아서 앞으로 굽히기(P.58)의 변형 자세. 엉덩이로 전신을 지탱하는 자세입니다. 우르드바는 '위쪽', 무카는 '얼굴'이라는 뜻입니다. 전굴 자세에서 유연성과 강한 체간의 힘, 균형 감각이 요구됩니다. 보트 자세(P.142)를 연습해 엉덩이를 지지대로 삼고 몸 전체의 균형을 잡는 감각을 익힌 후에 도전해보세요.

 효과
- 체간이 강화된다.
- 균형 감각이 향상된다.
- 집중력이 높아진다.
- 복부 장기의 기능이 활성화된다.

난이도 ★★★☆☆

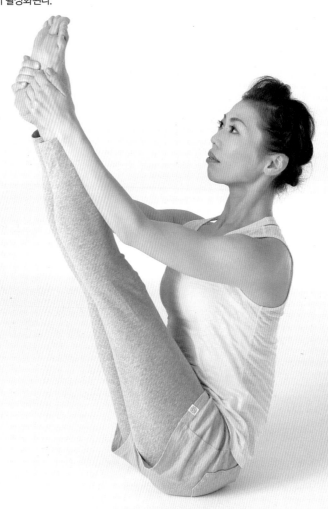

1 앉아서 두 발바닥을 붙잡는다.

막대 자세(P.56)에서 두 무릎을 가지런히 모아
구부리고 바깥쪽에서 두 발바닥을 붙잡는다.

2 무릎을 펴며 엉덩이로 균형을 잡는다.

발바닥을 잡은 상태로 무릎을 편다. 다리와 상
반신이 V자 형태를 그리도록 엉덩이로 균형을
잡는다.

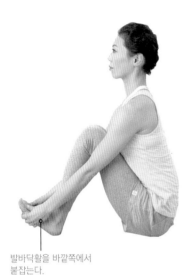

발바닥활을 바깥쪽에서
붙잡는다.

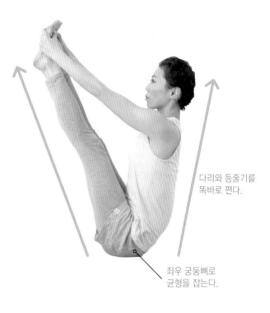

다리와 등줄기를
똑바로 편다.

좌우 궁둥뼈로
균형을 잡는다.

상급자는
도전!

허벅지를 가슴으로 끌어
당겨 몸을 접는다.

55-1 응용 자세

얼굴을 위로 향하고
앞으로 굽히기 자세 II

우르드바 무카 파스치모타나아사나 II
Urdhva Mukha Paschimottanasana II

등을 바닥에 대고 누워 뒤집힌 상태로 앞으
로 굽히기 자세를 한다.

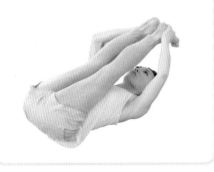

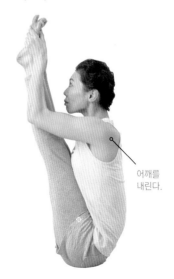

어깨를
내린다.

얼굴을 위로 향하고 앞으로 굽히기 자세 I ─ 얼굴을 위로 향하고 앞으로 굽히기 자세 II

145

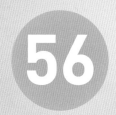

56 누워서 엄지발가락 잡는 자세

숩타 파당구쉬타아사나 Supta Padangusthasana

숩타는 '눕다', 파당구스타는 '엄지발가락'이라는 뜻입니다. 이름 그대로 누워서 다리를 벌리고 엄지발가락을 잡는 자세입니다. 엄지발가락을 붙잡기 어렵다면 보조 도구로 스트랩을 이용해도 좋습니다. 다리가 탄탄해지고 엉덩뼈 주변의 혈류가 개선되는 등의 효과가 있습니다.

효과
- 허벅지 뒷면이 강화된다.
- 고관절 유연성이 향상된다.
- 체간이 강화된다.
- 산부인과 계통의 건강이 개선된다.

난이도 ★★☆☆☆

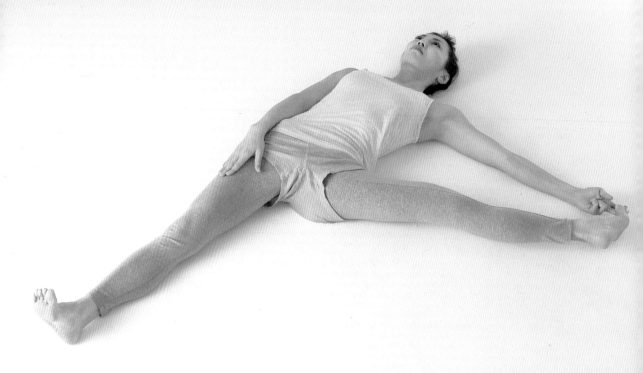

1

위를 보고 눕는다.

두 다리를 가지런히 모으고 두 손을 몸 측면에 대고 눕는다. 산 자세(P.40)로 누운 셈이다.

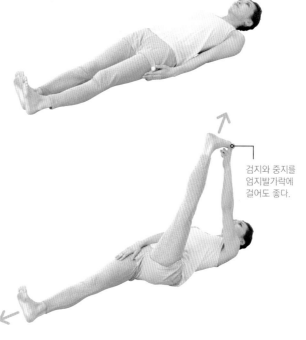

2

한쪽 다리를 들어 엄지발가락을 붙잡는다.

왼쪽 다리를 들어 엄지발가락을 왼손으로 붙잡는다. 오른쪽 다리는 움직이지 않고 오른손으로 오른쪽 허벅지를 위에서 누른다.

검지와 중지를 엄지발가락에 걸어도 좋다.

3

위로 든 다리를 옆으로 벌린다.

오른손으로 허벅지를 눌러 허벅지 뒷면을 바닥에 단단히 댄 상태로 왼쪽 다리를 왼쪽으로 벌려 바닥에 내린다.

★ 반대쪽도 동일하게 한다.

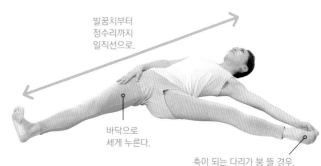

발꿈치부터 정수리까지 일직선으로.

바닥으로 세게 누른다.

축이 되는 다리가 붕 뜰 경우, 벌린 다리를 바닥에서 띄운 상태로 유지한다.

보조 도구 활용

스트랩을 발바닥에 건다.

한쪽 다리를 위로 들어 펴고 발바닥활에 스트랩을 건다. 발에 손이 닿지 않아도 안정적으로 자세를 취할 수 있다.

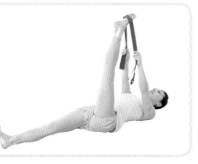

상급자는 도전!

다리를 옆으로 기울이지 말고 정강이가 코에 닿도록 가슴으로 끌어당긴다.

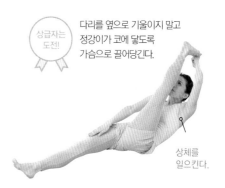

상체를 일으킨다.

147

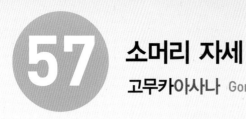

소머리 자세

고무카아사나 Gomukhasana

고는 '소', 무카는 '얼굴'이라는 뜻입니다. 자세를 위에서 내려다봤을 때 하반신이 소머리 윤곽처럼 보여서 붙은 이름으로, 교차한 무릎이 소의 코끝, 두 발이 소의 귀에 해당합니다. 상반신과 하반신이 균형적으로 자극되어 전신의 혈류가 원활해집니다.

 효과
● 집중력이 높아진다.
● 어깨 결림이 완화된다.
● 위팔이 탄탄해진다.
● 척추가 교정된다.

 난이도 ★★★☆☆

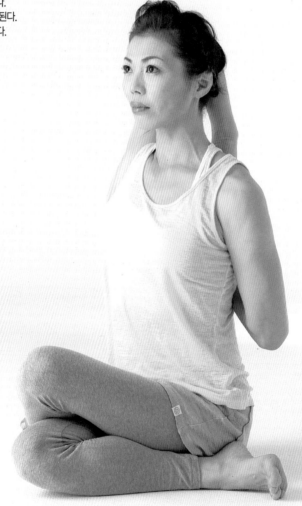

선 자세

앉은 자세

전굴

후굴

비틀기

역자세

밸런스

고관절

이완

1 두 다리를 한쪽으로 보내고 옆으로 앉는다.

막대 자세(P.56)에서 두 다리를 구부려 한쪽으로 보내고 옆으로 앉는다.

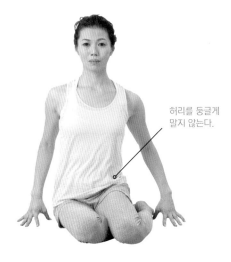

허리를 둥글게
말지 않는다.

2 한쪽 무릎을 안고 다리를 교차한다.

왼쪽 무릎을 안아 오른쪽 다리 위에 교차한다. 왼쪽 발꿈치를 오른쪽 허벅지 옆에 대고 바닥에 내린다.

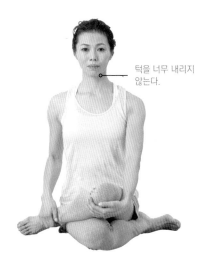

턱을 너무 내리지
않는다.

3 등 뒤에서 두 손을 붙잡는다.

오른쪽 팔꿈치를 위로 들고 왼쪽 팔꿈치를 등 뒤로 돌린다. 좌우 손바닥이 겹치도록 팔꿈치를 굽혀 손가락을 맞잡는다.

★ 반대쪽도 동일하게 한다.

위로 든 팔의 위팔은 안쪽으로 회전한다. 팔꿈치를 끌어 올린다는 의식으로.

척추를 똑바로
세운다.

Zoom
Up

몸 중앙에서
손을 붙잡는다.

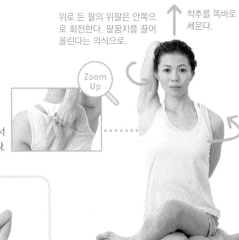

뒤로 돌린
팔의 위팔은
바깥쪽으로 회전해
가슴을 연다.

중앙에서 좌우 무릎을
포갠다.

보조 도구 활용

**블록에 앉아 스트랩을
손으로 붙잡는다.**

블록을 가로로 놓고 위에 앉으면 엉덩뼈를 세우는 감각을 쉽게 파악할 수 있다. 또한, 스트랩 양쪽 끝을 잡으면 부족한 팔 길이나 유연성을 보완할 수 있다.

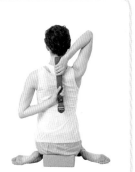

58 사자 자세

심하아사나 Simhasana

심하는 '사자'를 뜻합니다. 사자가 포효하듯이 크게 숨을 내쉽니다. 비슈누의 화신으로서 인도의 고대 신화에 등장하는 반인반수 '나라심하에게 바치는 자세입니다. 눈을 모아 미간을 응시하는 '삼바비 무드라(Shambavi Mudra)'를 하면 의식이 맑아집니다. 피로와 스트레스가 풀리고 상쾌함을 느낄 수 있는 자세입니다.

효과
- 안구 피로가 완화된다.
- 호흡 기능이 좋아진다.
- 스트레스가 해소된다.
- 복부 장기의 기능이 활성화된다.

난이도 ★★☆☆☆

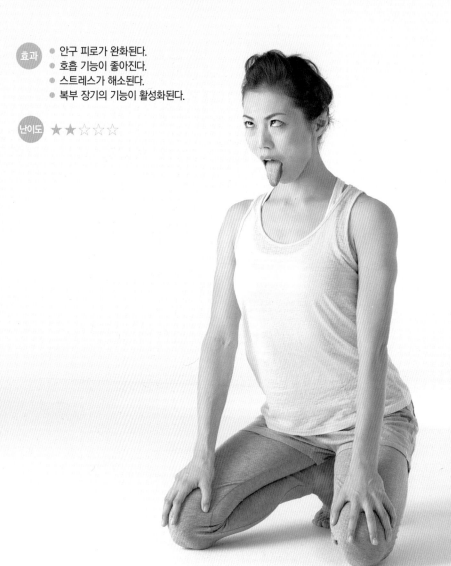

사
자
자
세

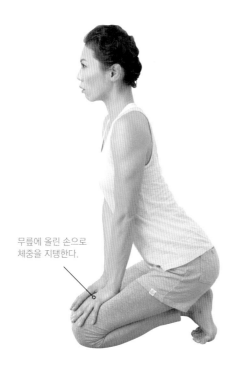

무릎에 올린 손으로
체중을 지탱한다.

1 무릎을 꿇고 앉아 발가락을 세운다.

금강좌(P.55)에서 발꿈치를 들어 발가락을
세운다.

2 숨을 강하게 내쉬면서 혀를 길게 내
민다.

눈을 모아 미간을 응시한다. 숨을 들이마시
고 "하." 하고 소리를 내면서 혀를 길게 빼고
숨을 강하게 내쉰다. 숨을 들이마실 때는 혀
를 다시 안으로 넣어도 된다. 자신의 호흡에
맞춰 5회 반복한다.

허뿌리부터
아래로 쭉
펴듯이.

어깨를 뒤로
조금 당겨
가슴을 연다.

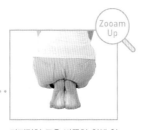

Zooam
Up

가지런히 모은 발꿈치 위에 엉
덩이를 올리고 회음을 조인다
(물라 반다→P.217).

151

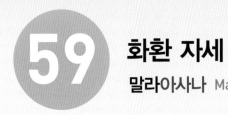

59 화환 자세

말라아사나 Malasana

말라는 '화환, 염주'라는 뜻입니다. 두 팔을 고리로 삼아 몸을 고정하는 자세로, 몸을 작게 접어야 하므로 고관절 유연성이 요구됩니다. 복부가 자극되어 장기의 기능이 활성화되고 생리통이 완화되는 효과도 있습니다. 발꿈치를 바닥으로 내리기 어려우면 보조 도구를 사용해보세요.

 효과
- 복부 장기의 기능이 활성화된다.
- 몸 뒷면이 스트레칭된다.
- 고관절 유연성이 향상된다.
- 어깨 주변이 스트레칭된다.

 난이도 ★★★☆☆

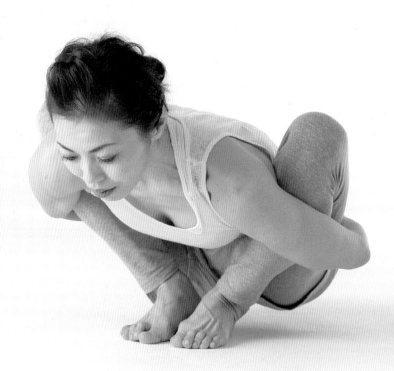

1 쪼그리고 앉아 무릎을 안는다.

두 발을 모으고 쪼그리고 앉아 무릎을 안는다.

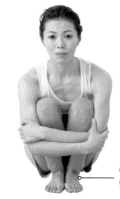

발꿈치를 바닥에 댄다.

2 무릎을 벌리고 두 손을 앞으로 쭉 뻗어서 바닥에 댄다.

두 무릎을 벌리고 상체를 앞으로 기울여 두 손을 앞쪽 멀리 뻗는다.

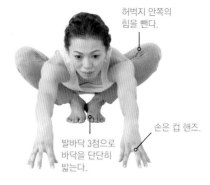

허벅지 안쪽의 힘을 뺀다.

손은 컵 핸즈.

발바닥 3점으로 바닥을 단단히 밟는다.

3 팔을 등 뒤로 돌려 두 손을 붙잡는다.

무릎을 가두듯이 다리 바깥쪽으로 두 팔을 돌려 등 뒤로 보낸다. 손을 겹쳐 손가락을 붙잡는다.

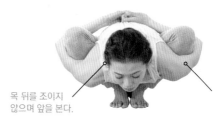

목 뒤를 조이지 않으며 앞을 본다.

정강이 아래쪽으로 팔을 걸쳐 허리 위에서 손을 붙잡는다.

화환 자세 · 올가미 자세

59-1 응용 자세

올가미 자세

파샤아사나 Pasasana

파샤란 '밧줄, 포박'이라는 뜻이다. 두 손으로 몸을 묶는 형태가 되는 자세다.

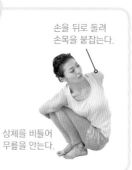

손을 뒤로 돌려 손목을 붙잡는다.

상체를 비틀어 무릎을 안는다.

보조 도구 활용

블록을 발꿈치 아래에

발꿈치를 바닥에 대기 어려우면 2번 자세에서 발꿈치 아래에 블록을 넣으면 균형을 잡기 쉽다.

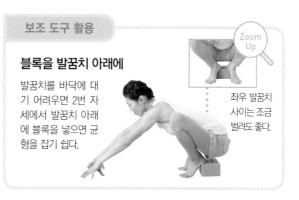

Zoom Up

좌우 발꿈치 사이는 조금 벌려도 좋다.

60 거북 자세

쿠르마아사나 Kurmasana

쿠르마는 '거북'을 뜻합니다. 이름 그대로 거북의 모습을 모방한 자세입니다. 하반신 유연성을 높이며 상반신 결림을 해소해주는 효과도 뛰어납니다. 깊이 호흡하면서 어깨와 목에서 힘을 빼 보세요. 감정이 차분해지고 신경이 안정되는 등 심신에 긍정적인 영향을 줍니다.

 효과
- 고관절 유연성이 향상된다.
- 허벅지 뒷면의 유연성이 향상된다.
- 허리와 등이 스트레칭된다.
- 마음이 안정된다.

난이도 ★★★★☆

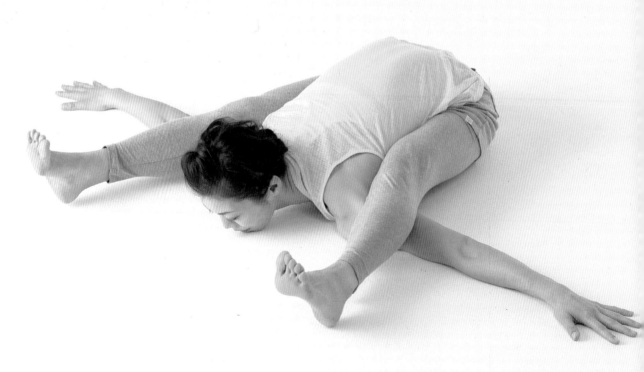

선 자세

앉은 자세

전굴

후굴

비틀기

역자세

밸런스

고관절

이완

1 앉아서 앞으로 숙여 무릎 아래에 팔을 넣는다.

막대 자세(P.56)로 앉아 다리를 살짝 벌리고 상체를 앞으로
기울인다. 다리를 구부려 무릎 아래로 팔을 넣는다.

두 어깨를 밀어 올리며
가슴을 연다.

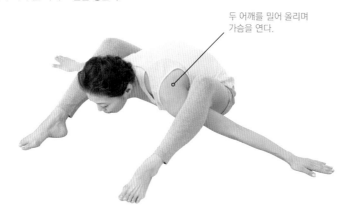

2 턱을 바닥으로 내리고 발을 바닥에서 띄운다.

앞으로 깊이 숙여 턱을 바닥에 대고 다리를 어깨 바깥쪽에
댄다. 마지막으로 무릎을 쭉 펴서 발을 바닥에서 띄운다.

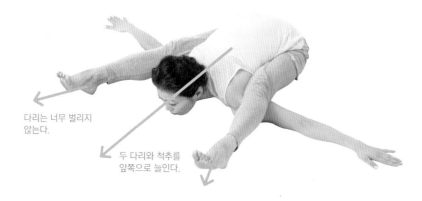

다리는 너무 벌리지
않는다.

두 다리와 척추를
앞쪽으로 늘인다.

60-1 응용 자세

누운 거북 자세

숩타 쿠르마아사나
Supta Kurmasana

숩타는 '눕다'라는 뜻이다. 잠든 거북 자
세라고도 부른다. 좌우 손과 다리를 얽는
매우 어려운 자세다.

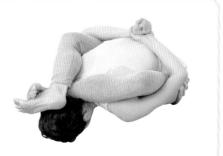

우리 곁의 크리야
잘라 네티(코 세척법)

우리 몸의 생명 에너지인 프라나(P.215)가 지나는 길(통로)을 '나디(P.215)'라고 하는데, 이러한 나디를 비롯해 순환기 및 호흡기 등 몸의 기관을 깨끗하게 정화하는 요법이 바로 '크리야(Kriya)'입니다. 나디의 막힘을 뚫고 정체를 해소해 프라나가 원활하게 흐르면 몸 안에 쌓여 있던 독소가 제거됩니다.

대표적인 크리야로는, 호흡기 계통을 정화하는 요법인 카파라바티(Kaparabhati→P.216), 눈을 자극해 마음을 정화하는 트라타카(Trataka→P.223), 비강을 정화하는 네티(Neti), 위장 등 소화기를 정화하는 다우티(Dhauti), 내장 기관의 상태를 조정하는 나울리티(Nauliti), 결장 내부를 정화하는 바스티(Basti) 이렇게 6가지 요법을 들 수 있습니다.

이 중에서 소화기계통을 정화하는 다우티, 나울리티, 바스티는 숙련된 지도자에게 배워야 하며, 정확하게 습득하기 위해서는 시간이 필요합니다. 한편, 카파라바티, 트라타카, 네티는 전문가의 지도를 받아야 하는 것은 당연하지만 비교적 도전하기 쉬운 크리야로 분류되지요. 그중에서도 비강을 정화하는 네티 중 하나인 '잘라 네티(Jala Neti)'는 코 세척, 코 세정이라고 불리는 알레르기 치료법으로도 유명합니다.

잘라 네티는 사람의 체액과 삼투압이 같은 0.9% 생리식염수를 네티 포트라는 용기에 넣어서 실시합니다. 머리를 기울여 생리식염수를 한쪽 콧구멍으로 넣어 다른 콧구멍으로 빼내는 것인데, 입으로 뱉어도 됩니다. 양쪽 번갈아 한 뒤, 마지막에는 물을 전부 밖으로 빼냅니다. 누구나 할 수 있는 정화법이나 만약 비강 안이나 귀에 염증이 생겼다면 삼가는 것이 좋으며 용기는 철저하게 살균해야 합니다.

습관적으로 정확한 크리야를 하면 몸이 가벼워지고 오감이 예민해지는 효과를 얻을 수 있습니다. 자기 관리의 일환으로 시도해보는 것도 좋겠습니다.

PART 5

기본~발전 자세 II
Basic to Advanced Poses II

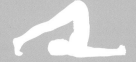

기본을 충실히 수련한 숙련자를 대상으로 한 자세입니다.
'팔로 지지하는 자세', '뒤로 젖히는 자세', '거꾸로 서는 자세'로 나누어 실었습니다.
고난도의 자세를 정확하게 취하기 위해서는
매일 꾸준한 연습으로 유연성, 근력, 밸런스 감각을 높여야 합니다.

61 두루미 자세

바카아사나 Bakasana

바카는 '두루미'라는 뜻으로, 두 다리로 선 두루미의 모습과 비슷하여 붙은 이름입니다. 몸을 작게 접는 동작에서 어느 정도 근력이 요구됩니다. 두 손으로 체중을 지탱하며 균형을 잡는 암밸런스 자세 중에서 비교적 초보자용 자세이지요.

 효과
- 팔, 어깨, 손목이 강화된다.
- 균형 감각이 향상된다.
- 체간이 강화된다.
- 마음이 강건해진다.

난이도 ★★★★☆

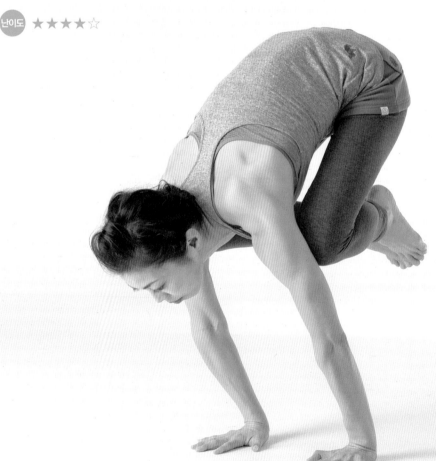

배꼽을
밀어 올린다.

1 두 손을 바닥에 대고 무릎을 겨드랑이 쪽으로 가까이 당긴다.

손을 어깨너비로 벌리고 바닥에 댄다. 발끝으로 선 상태로 팔꿈치를 뒤로 구부리고 무릎을 겨드랑이에 가까이 가져간다.

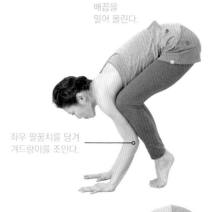

좌우 팔꿈치를 당겨
겨드랑이를 조인다.

2 두 손에 체중을 싣는다.

발끝을 바닥에서 띄워 천천히 두 손에 체중을 싣는다.

초보자는
여기까지

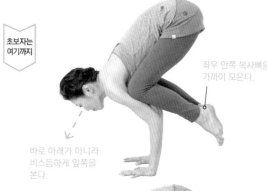

좌우 안쪽 복사뼈를
가까이 모은다.

바로 아래가 아니라
비스듬하게 앞쪽을
본다.

3 팔꿈치를 펴고 발을 든다.

중심을 앞쪽으로 옮기며 팔꿈치를 편다. 동시에 발끝을 엉덩이에 가까이 가져가듯이 들어 균형을 잡는다.

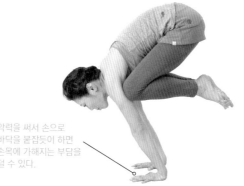

악력을 써서 손으로
바닥을 붙잡듯이 하면
손목에 가해지는 부담을
덜 수 있다.

61-1 응용 자세

까마귀 자세

카카아사나 Kakasana

팔꿈치를 구부린 2번 자세에서 균형을 잡는다. 카카는 '까마귀'라는 뜻이다.

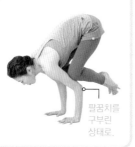

팔꿈치를
구부린
상태로.

61-2 응용 자세

옆 두루미 자세

파르스바 바카아사나
Parsva Bakasana

파르스바는 '측면, 옆'이라는 뜻이다. 팔꿈치를 구부린 까마귀 자세에서 발전한 자세.

※ 자세 도입은 P.169의 1번 설명 참조.

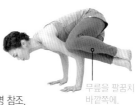

무릎을 팔꿈치
바깥쪽에.

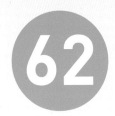

62 한쪽 다리를 팔에 걸치는 자세
에카 하스타 부자아사나 Eka Hasta Bhujasana

에카는 '하나', 하스타는 '손', 부자는 '팔'이라는 뜻입니다. 한쪽 다리는 앞으로 펴고 다른 다리는 팔뚝에 걸친 상태에서 두 손으로 몸을 띄우는 자세입니다. 다리를 펴고 몸을 띄워야 하므로 복부 근육, 어깨 주변 심부 근육의 힘이 필요합니다. 마음을 긍정적으로 환기시키는 효과가 있습니다.

효과
- 고관절 유연성이 향상된다.
- 팔, 어깨, 손목이 강화된다.
- 균형 감각이 향상된다.
- 체간이 강화된다.

난이도 ★★★☆☆

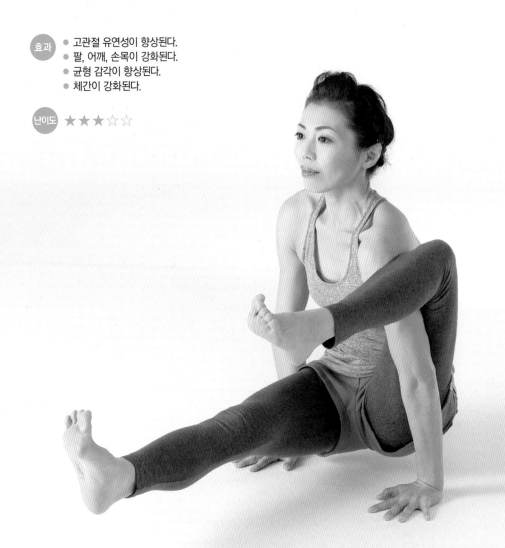

선 자세

앉은 자세

전굴

후굴

비틀기

역자세

밸런스

고관절

이완

1 한쪽 다리를 들고 앉는다.

막대 자세(P.56)에서 왼쪽 무릎을 든다. 등을 둥글게 말면서 다리를 왼쪽 어깨에 걸친다.

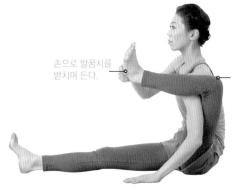

손으로 발꿈치를 받치며 든다.

오금과 어깨를 붙인다.

2 두 손을 바닥에 댄다.

왼쪽 다리를 왼쪽 어깨에 메듯이 올리고 두 손을 바닥에 내린다. 몸을 띄울 준비를 한다.

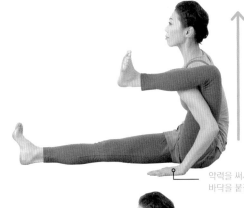

최대한 등줄기를 편다.

악력을 써서 손바닥으로 바닥을 붙잡는다.

3 전신을 바닥에서 띄운다.

앞으로 편 오른쪽 다리의 사타구니를 고관절 쪽으로 강하게 끌어들인다고 의식하며, 팔을 펴서 엉덩이와 다리를 동시에 허공으로 띄운다.

★ 반대쪽도 동일하게 한다.

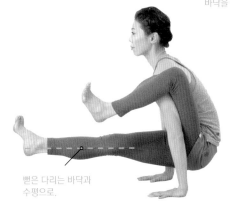

뻗은 다리는 바닥과 수평으로.

62-1 응용 자세

현인 아스타바크라 자세

아스타바크라아사나
Astavakrasana

아스타바크라는 현인의 이름인 동시에 '여덟 곳의 구부러진 부분'이라는 뜻을 가지고 있다.

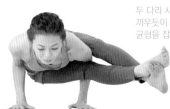

두 다리 사이에 한쪽 팔을 끼우듯이 몸을 비틀어 팔로 균형을 잡는다.

한쪽 다리를 팔에 걸치는 자세 | 현인 아스타바크라 자세

63 반딧불이 자세

티티바아사나 Tittibhasana

티티바는 '반딧불이'를 뜻하는 말로, 곤충을 모방한 암밸런스 자세입니다. 상급자는 다리를 바닥과 수직에 가까운 각도가 되도록 올려보세요. 거북 자세(P.154)와 두루미 자세(P.158)를 충분히 수련하는 것이 이 자세를 습득하는 지름길입니다. 다른 암밸런스 자세와 마찬가지로 손목과 팔을 강화합니다.

 효과
- 복부 장기의 기능이 활성화된다.
- 허벅지 뒷면의 유연성이 향상된다.
- 고관절 유연성이 향상된다.
- 팔, 어깨, 손목이 강화된다.

난이도 ★★★★☆

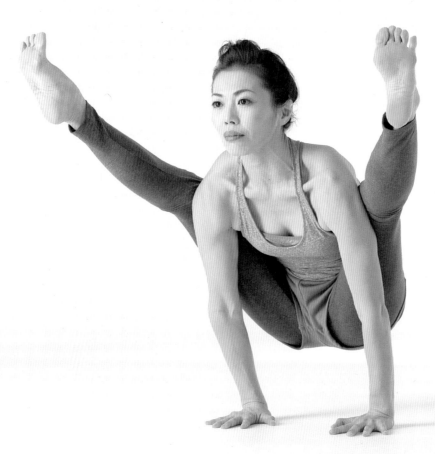

선 자세

앉은 자세

전굴

후굴

비틀기

역자세

밸런스

고관절

이완

1 선 자세에서 두 손을 바닥에 댄다.

다리를 벌리고 선다. 허리를 숙여 다리 사이에 어깨가 들어가듯이 몸을 앞으로 굽히고 두 손을 바닥에 댄다.

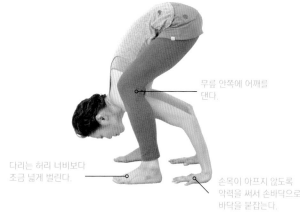

무릎 안쪽에 어깨를 댄다.

다리는 허리 너비보다 조금 넓게 벌린다.

손목이 아프지 않도록 악력을 써서 손바닥으로 바닥을 붙잡는다.

2 두 다리를 띄워 균형을 잡는다.

천천히 허리를 내리면서 양손에 체중을 싣고, 두 발을 바닥에서 띄운다.

초보자는 여기까지

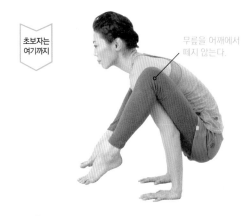

무릎을 어깨에서 떼지 않는다.

3 두 다리를 펴 허벅지 사이에 팔을 끼운다.

팔꿈치와 무릎을 강하게 편다. 다리 사이에 두 위팔을 끼우는 것처럼 한다.

발등을 펴 엄지두덩을 밀어낸다.

반딧불이 자세 · 어깨 누르는 자세

63-1 응용 자세

어깨 누르는 자세

부자피다아사나
Bhujapidasana

부자는 '팔, 어깨', 피다는 '압박'이다. 팔을 압박하듯이 두 다리로 얽는 자세다. 전신의 근육을 강화한다.

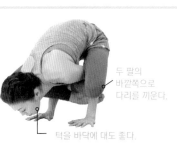

두 팔의 바깥쪽으로 다리를 끼운다.

턱을 바닥에 대도 좋다.

64 현인 바시스타 자세

바시스타아사나 Vasisthasana

인도 신화에 나오는 7인의 현인 중 하나인 바시스타에게 바치는 자세입니다. 한쪽 팔로 균형을 잡아야 하므로 손목과 팔, 체간의 힘이 강해야 하고 집중력도 요구됩니다. 다리를 강하게 스트레칭하고 고관절을 유연하게 해주는 자세입니다. 몸 앞뒤로 벽이 있다고 연상하며 몸을 조절해보세요.

효과
- 다리가 탄탄해진다.
- 자세가 교정된다.
- 팔, 어깨, 손목이 강화된다.
- 균형 감각이 향상된다.

난이도 ★★★★☆

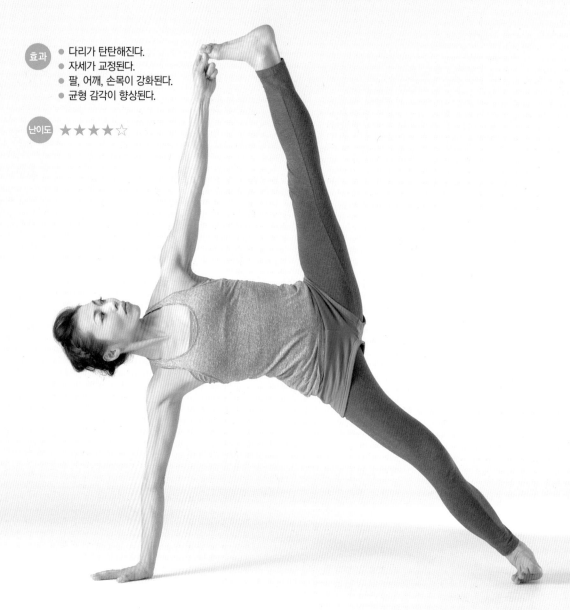

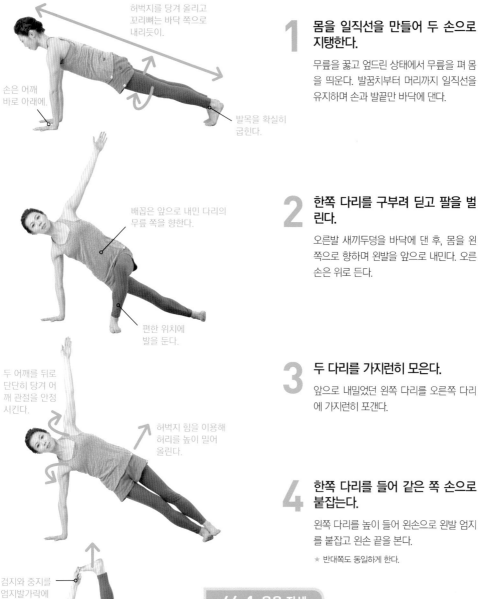

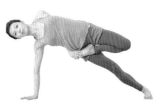

선 자세

앉은 자세

전굴

후굴

비틀기

역자세

밸런스

고관절

이완

현
인
바
시
스
타
자
세
|
현
인
카
샤
파
자
세

허벅지를 당겨 올리고 꼬리뼈는 바닥 쪽으로 내리듯이.

손은 어깨 바로 아래에.

발목을 확실히 굽힌다.

1 몸을 일직선을 만들어 두 손으로 지탱한다.

무릎을 꿇고 엎드린 상태에서 무릎을 펴 몸을 띄운다. 발꿈치부터 머리까지 일직선을 유지하며 손과 발끝만 바닥에 댄다.

배꼽은 앞으로 내민 다리의 무릎 쪽을 향한다.

편한 위치에 발을 둔다.

2 한쪽 다리를 구부려 딛고 팔을 벌린다.

오른발 새끼두덩을 바닥에 댄 후, 몸을 왼쪽으로 향하며 왼발을 앞으로 내민다. 오른손은 위로 든다.

두 어깨를 뒤로 단단히 당겨 어깨 관절을 안정시킨다.

허벅지 힘을 이용해 허리를 높이 밀어 올린다.

3 두 다리를 가지런히 모은다.

앞으로 내밀었던 왼쪽 다리를 오른쪽 다리에 가지런히 포갠다.

4 한쪽 다리를 들어 같은 쪽 손으로 붙잡는다.

왼쪽 다리를 높이 들어 왼손으로 왼발 엄지를 붙잡고 왼손 끝을 본다.

★ 반대쪽도 동일하게 한다.

검지와 중지를 엄지발가락에 걸친다.

허리부터 다리를 위로 들어 올린다.

64-1 응용 자세

현인 카샤파 자세

카샤파아사나
Kasyapasana

현인 마리치의 아들인 카샤파를 칭송하는 자세다. 한쪽 다리를 연꽃좌(P.54)처럼 꼬고, 등 쪽으로 팔을 돌려 꼰 발의 끝을 붙잡아 균형을 유지한다.

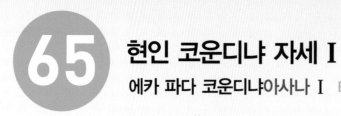

65 현인 코운디냐 자세 I
에카 파다 코운디냐아사나 I Eka Pada Koundinyasana I

에카는 '하나', 파다는 '발'을 뜻합니다. 어깨에 한쪽 다리를 걸치듯이 올리고 앞뒤로 다리를 벌려 두
손으로 균형을 잡습니다. 인도의 현인 코운디냐에게 헌정하는 자세로, 강한 근력과 고관절의 유연성
이 요구되는 매우 어려운 자세입니다. 전신을 강화하며 마음을 긍정적으로 환기시키는 효과가 있습니다.

 효과
- 고관절 유연성이 향상된다.
- 팔, 어깨, 손목이 강화된다.
- 체간이 강화된다.
- 허벅지 뒷면이 강화된다.

난이도 ★★★★☆

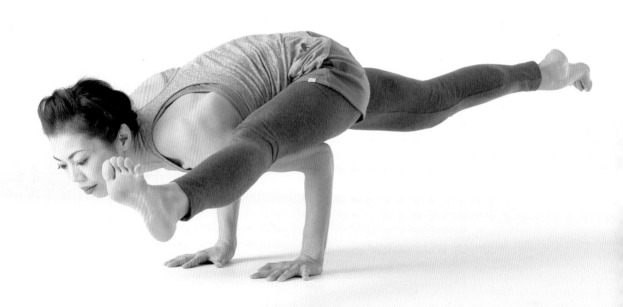

1 두 손을 바닥에 대고 한쪽 다리를 어깨에 걸친다.

다리를 앞뒤로 크게 벌리고 서서 왼쪽 무릎을 구부리고 두 손을 왼발 안쪽에 내린다. 왼발의 발끝을 세우고 왼팔을 왼쪽 다리 아래로 쑥 들인다.

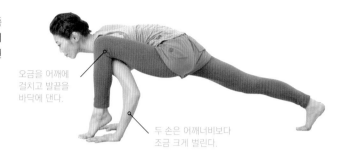

오금을 어깨에 걸치고 발끝을 바닥에 댄다.

두 손은 어깨너비보다 조금 크게 벌린다.

2 다리를 펴고 가슴 쪽으로 중심을 이동한다.

왼쪽 다리를 펴고 두 손의 악력을 이용해 바닥을 붙잡으며 중심을 가슴 쪽으로 이동시킨다.

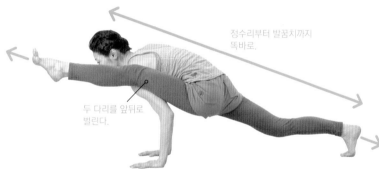

정수리부터 발꿈치까지 똑바로.

두 다리를 앞뒤로 벌린다.

현인 코운디냐 자세 I

3 팔꿈치를 굽히고 다리를 띄운다.

팔꿈치를 받침점으로 삼고 가슴을 바닥 쪽으로 내림과 동시에 오른쪽 다리를 바닥에서 띄운다. 두 발꿈치를 앞뒤로 강하게 민다고 의식한다.

★ 반대쪽도 동일하게 한다.

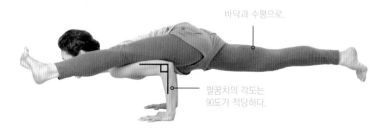

바닥과 수평으로.

팔꿈치의 각도는 90도가 적당하다.

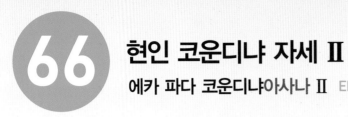

현인 코운디냐 자세 II
에카 파다 코운디냐아사나 II Eka Pada Koundinyasana II

현인 코운디냐 자세 I에 비틀기를 추가한 자세입니다. 옆 두루미 자세(P.159)에서 두 다리를 벌립니다.
체간을 비틀면 복부가 마사지되어 장기 기능이 개선되며 척추도 시원하게 스트레칭됩니다. 허리가 옆
을 향하도록 체간을 제대로 비틀고 무릎을 펴보세요.

 효과
- 고관절 유연성이 향상된다.
- 허벅지 뒷면이 강화된다.
- 복부 장기의 기능이 활성화된다.
- 팔, 어깨, 손목이 강화된다.

난이도 ★★★★☆

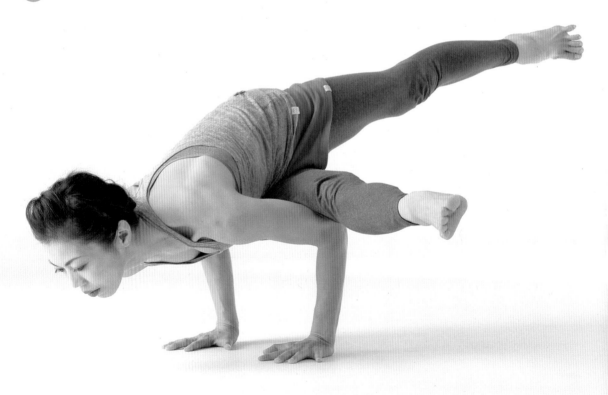

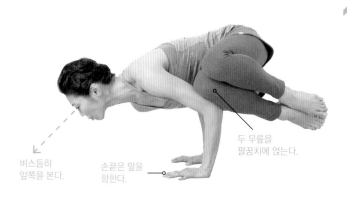

1 **옆 두루미 자세를 취한다.**

발끝을 세우고 쪼그려 앉아 상반신을 오른쪽으로 틀어 오른쪽 무릎 바깥쪽에 왼쪽 팔꿈치를 댄다. 그대로 오른쪽 바닥에 두 손을 내린 뒤, 옆 두루미 자세(P.159)를 취한다.

비스듬히 앞쪽을 본다.

두 무릎을 팔꿈치에 얹는다.

손끝은 앞을 향한다.

현인 코운디냐 자세 II

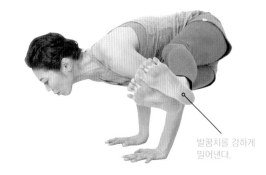

2 **두 무릎을 편다.**

무릎을 펴면서 균형을 잡는다.

발꿈치를 강하게 밀어낸다.

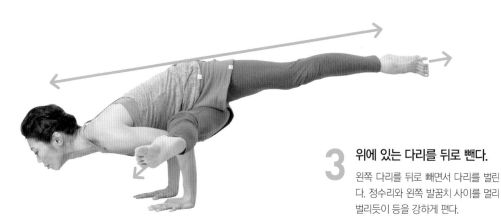

3 **위에 있는 다리를 뒤로 뺀다.**

왼쪽 다리를 뒤로 빼면서 다리를 벌린다. 정수리와 왼쪽 발꿈치 사이를 멀리 벌리듯이 등을 강하게 편다.

★ 반대쪽도 동일하게 한다.

169

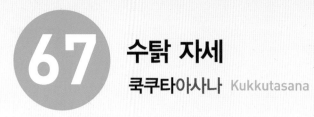

67 수탉 자세
쿡쿠타아사나 Kukkutasana

쿡쿠타는 '수탉'이라는 뜻입니다. 두 다리로 선 닭처럼 보이는 자세여서 붙은 이름입니다. 연꽃좌(P.54)로 다리를 꼬고 앉아 팔을 다리 사이로 넣어 몸을 띄우는 자세로, 연꽃좌를 많이 수련해서 고관절 유연성이 좋아지면 팔을 넣기 쉬워집니다. 복부를 탄탄하게 만들고 어깨, 팔, 손목을 강화하는 효과가 있습니다.

 효과
- 고관절 유연성이 향상된다.
- 복부가 탄탄해진다.
- 팔, 어깨, 손목이 강화된다.
- 균형 감각이 향상된다.

 난이도 ★★★★☆

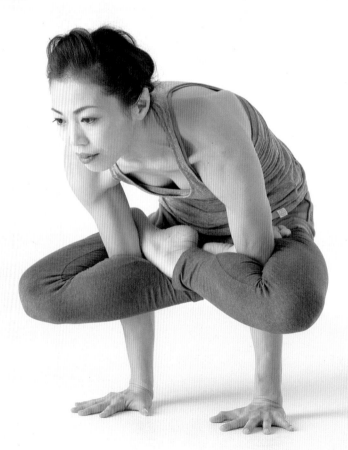

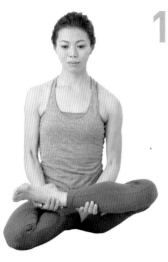

1 연꽃좌를 한다.

연꽃좌(P.54)로 앉는다.

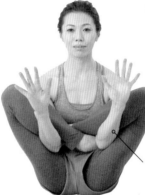

2 좌우 다리 사이로 팔을 넣는다.

장딴지와 허벅지 사이에 손을 넣는다. 손끝부터 넣는데, 이때 다리가 풀리지 않도록 무릎을 들어 올려서 천천히 넣는다.

가능하면 팔꿈치까지 넣는다.

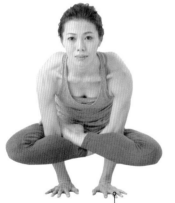

3 무릎을 끌어 올리며 바닥에서 띄운다.

바닥을 짚은 손바닥에 체중을 싣고, 무릎을 가슴에 가까이 가져간다는 의식으로 강하게 끌어 올린다.

★ 다리를 꼬는 방향을 바꿔 동일하게 한다.

악력을 이용해 바닥을 붙잡는다.

67-1 응용 자세

위로 든 수탉 자세

우르드바 쿡쿠타아사나
Urdhva Kukkutasana

우르드바는 '위로'라는 뜻이다. 연꽃좌로 앉은 다음, 팔을 다리 사이로 넣지 않고 다리를 겨드랑이 쪽으로 당긴다. 최대한 다리를 높이 끌어 올린다.

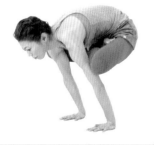

68 공작 자세

마유라아사나 Mayurasana

마유라는 '공작'을 뜻하며, 뒤로 쭉 편 두 다리가 공작의 긴 장식 깃털처럼 보이는 자세입니다. 이 자세를 습득하면 모든 암밸런스 자세를 수월하게 할 수 있어, 궁극의 암밸런스 자세라고 칭송받기도 합니다. 손가락이 뒤를 향하는 동작은 아래팔, 손목, 팔꿈치를 효과적으로 강화합니다.

효과
● 체간이 강화된다.
● 복부 장기의 기능이 활성화된다.
● 팔, 어깨, 손목이 강화된다.
● 균형 감각이 향상된다.

난이도 ★★★★★

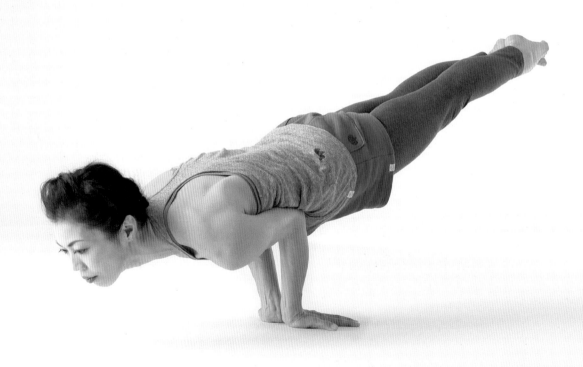

공작 자세

1 발끝을 세우고 앉아 팔을 가지런히 모은다.

금강좌(P.55)에서 발끝을 세운다. 손바닥을 위로 하고 팔꿈치를 붙여 아래팔을 가지런히 모은다.

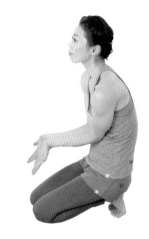

2 두 손을 바닥에 대고 다리를 편다.

그대로 몸을 앞으로 기울여 바닥에 두 손을 대고 두 팔꿈치를 명치에 댄다. 두 다리를 펴고 쭉 뻗으며 발끝을 세운다.

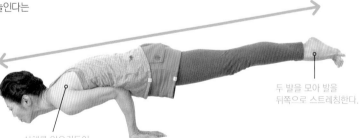

꼬리뼈를 내린다.

허벅지를 끌어 올린다.

두 손목을 붙이고 손가락은 뒤로.

무릎을 바닥에 댄 상태에서 손을 댄 후에 펴도 된다.

3 두 다리를 들어 올린다.

상체를 아래로 기울이며 다리를 들어 올린다. 머리부터 발꿈치까지 강하게 늘인다는 의식으로.

두 발을 모아 발을 뒤쪽으로 스트레칭한다.

상체를 일으키듯이.

이것도
OK

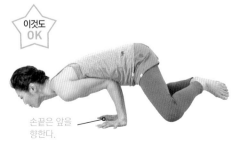

다리를 굽혀
두 발바닥을 맞대면
균형을 잡기 쉽다.

손끝은 앞을
향한다.

69 한쪽 다리 들고 아래를 향한 개 자세(완전한 개 자세)
에카 파다 아도 무카 스바나아사나 Eka Pada Adho Mukha Svanasana

에카는 '하나', 파다는 '발', 아도 무카는 '아래를 향하다', 스바나는 '개'라는 뜻입니다. 즉, 아래를 향한
개 자세(P.50)에서 한쪽 다리를 힘차게 든 후굴 자세입니다. 머리를 아래로 내리므로 전신의 혈액 순환
이 좋아지며, 고관절부터 허벅지 앞면이 스트레칭되어 몸의 유연성이 향상됩니다.

효과
● 다리가 탄탄해진다.
● 허벅지 앞뒤가 스트레칭된다.
● 팔, 다리가 강화된다.
● 긍정적인 마음을 불러온다.

난이도 ★★★☆☆

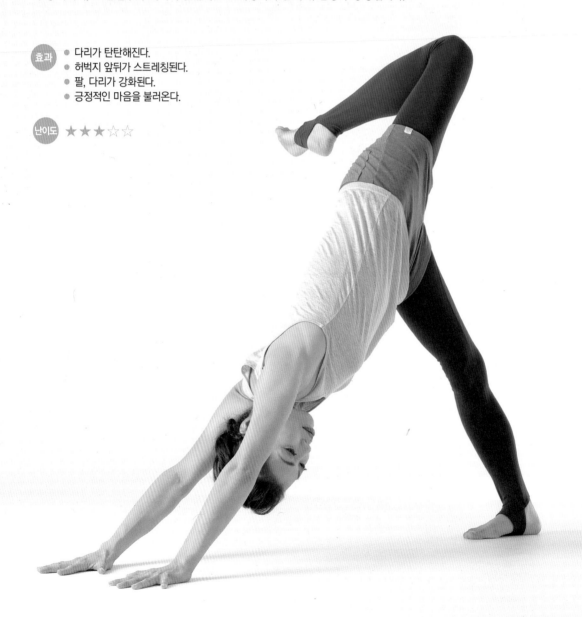

선 자세

앉은 자세

전굴

후굴

비틀기

역자세

밸런스

고관절

이완

1 아래를 향한 개 자세를 취한다.

아래를 향한 개 자세(P.50)를 취한다.

궁둥뼈를 밀어 올린다.

배꼽은 바닥 쪽으로 밀어 내린다.

2 한쪽 다리를 높이 든다.

상반신은 그대로 유지하고 왼쪽 다리를 위로 최대한 높이 차올린다. 단, 너무 강하게 차면 허리에 무리가 갈 수 있으므로 조심한다.

위로 올린 무릎을 굽힌다.

발바닥 3점으로 단단히 밟는다.

3 무릎을 굽혀 고관절을 연다.

왼쪽 다리를 구부리고 왼쪽 무릎을 위로 밀어 올린다. 허벅지가 펴지는 것을 느끼며 고관절을 연다.

★ 반대쪽도 동일하게 한다.

두 손으로 바닥을 강하게 누른다.

궁둥뼈까지 올라가는 느낌으로.

몸이 열리는 것에 맞춰 팔 아래에서 위를 본다.

69-1 응용 자세

한 손 들고 위를 향한 활 자세

에카 하스타 우르드바 다누르아사나
Eka Hasta Urdhva Dhanurasana

하스타는 '손'이라는 뜻이다. 후굴 동작의 연장선으로, 올렸던 다리를 바닥으로 내리고 한 손을 든 자세다. 손을 바닥에 대면 위를 향한 활 자세(P.196)가 된다.

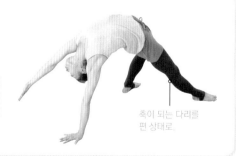

축이 되는 다리를 편 상태로.

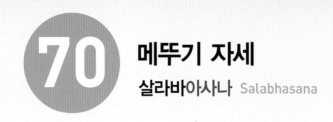

70 메뚜기 자세
살라바아사나 Salabhasana

살라바는 '메뚜기'라는 뜻으로, 엎드려 누운 상태에서 다리를 들어 몸을 젖히는 동작이 메뚜기처럼 보이는 자세입니다. 허벅지 뒤부터 엉덩이까지 탄탄하게 조여주어 몸의 라인을 잡아주는 효과가 있습니다. 후굴 자세를 연습해 체간 힘을 키우면 다리를 더 높이 들어 올릴 수 있습니다.

 효과
- 몸 뒷면이 강화된다.
- 체간이 강화된다.
- 엉덩이가 탄탄해진다.
- 팔, 어깨, 손목이 강화된다.

난이도 ★★★★☆

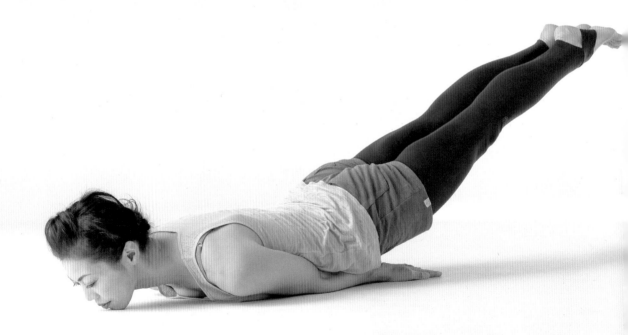

1 엎드려서 두 손을 몸 아래에 넣는다.

엎드려서 턱을 바닥에 댄다. 두 손을 몸 측면으로 내려 손바닥이 바닥을 향하게 하고, 어깨를 바깥쪽으로 회전하면서 팔을 엉덩뼈 아래로 넣는다.

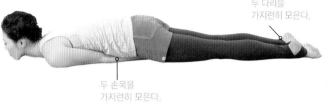

두 다리를
가지런히 모은다.

두 손목을
가지런히 모은다.

2 두 다리를 바닥에서 띄운다.

엉덩이와 허벅지 뒷면 근육을 강하게 조이면서 두 다리를 든다.

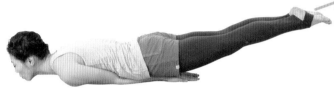

발을 뒤쪽으로 뻗는다.

3 바닥을 누르면서 다리를 더 든다.

팔과 가슴으로 바닥을 누르면서 다리를 더 들어 올린다.

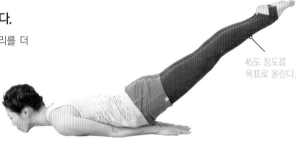

45도 정도를
목표로 올린다.

메뚜기 자세

이것도
OK

한쪽 다리씩 해도 된다. 펴서 뻗은 다리 무릎에 다른 쪽 다리의 발바닥을 대어 지탱한다.

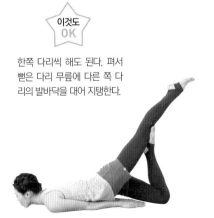

상급자는
도전!

배를 바닥에서 띄워 등을 크게 젖힌다. 두 다리를 모은 상태에서 다리를 위로 든다.

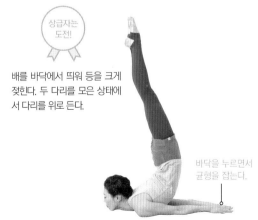

바닥을 누르면서
균형을 잡는다.

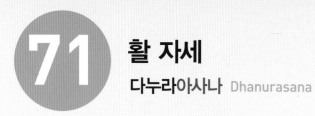

71 활 자세

다누라아사나 Dhanurasana

다누라는 '활'이라는 뜻으로, 몸 전체를 활 형태로 만드는 자세입니다. 등 유연성을 높이고 몸의 앞면을 스트레칭해주며 위팔과 등, 엉덩이를 탄탄하게 만들어줍니다. 교감 신경이 우위에 오도록 하는 자세여서 긍정적인 기분이 들고 활력이 솟아나는 효과가 있습니다.

 효과
- 몸 뒷면이 강화된다.
- 어깨 결림이 완화된다.
- 복부 장기의 기능이 활성화된다.
- 어깨, 가슴, 허리 유연성이 향상된다.

 난이도 ★★★☆☆

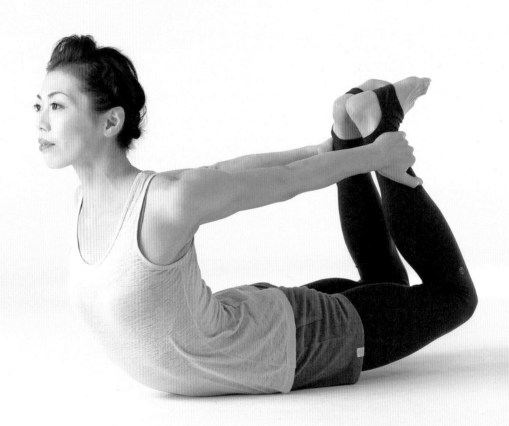

선 자세

앉은 자세

전굴

후굴

비틀기

역자세

밸런스

고관절

이완

1 엎드려서 두 발목을 붙잡는다.

엎드려서 이마를 바닥에 댄다. 두 무릎을 굽혀 두 손으로 발목을 붙잡는다.

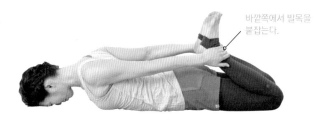

바깥쪽에서 발목을 붙잡는다.

2 가슴과 무릎을 들어 올린다.

숨을 들이마시며 어깨를 강하게 뒤로 당기고, 무릎을 펴는 다리 힘을 이용해 상체와 다리를 들어 올린다.

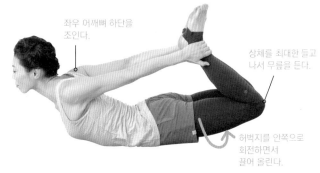

좌우 어깨뼈 하단을 조인다.

상체를 최대한 들고 나서 무릎을 든다.

허벅지를 안쪽으로 회전하면서 끌어 올린다.

3 발을 높게 들어 올린다.

등을 더 크게 젖히며 가슴, 무릎, 발을 높이 든다.

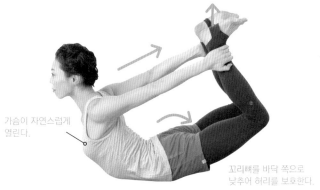

가슴이 자연스럽게 열린다.

꼬리뼈를 바닥 쪽으로 낮추어 허리를 보호한다.

활 자세 — 옆을 향한 활 자세

71-1 응용 자세

옆을 향한 활 자세

파르스바 다누라아사나
Parsva Dhanurasana

파르스바는 '옆'이라는 뜻으로, 활 자세를 옆으로 누워서 하는 자세다. 발목을 단단히 붙들고 몸을 젖힌다.

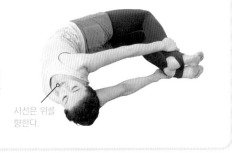

시선은 위를 향한다.

179

72 개구리 자세

베카아사나 Bhekasana

베카는 '개구리'라는 뜻으로, 개구리의 모습을 모방한 자세입니다. 고관절을 자극해 관절 건강을 개선하며 손으로 발을 눌러 발목을 폄으로써 발바닥의 아치, 즉 발바닥활을 교정해주는 효과도 있습니다. 처음 수련할 때는 한쪽 다리씩 하는 반 개구리 자세(P.181)부터 해도 괜찮습니다.

효과
- 몸 뒷면이 강화된다.
- 체간이 강화된다.
- 허벅지가 스트레칭된다.
- 어깨, 가슴 유연성이 향상된다.

난이도 ★★★★☆

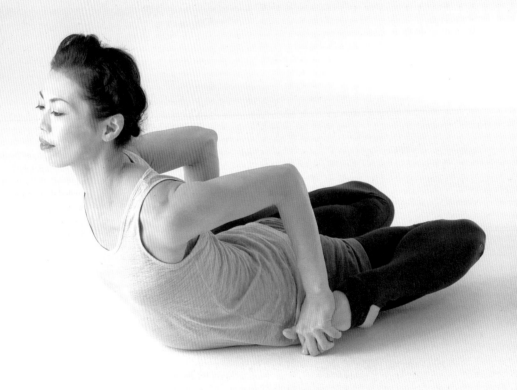

선 자세

앉은 자세

전굴

후굴

비틀기

역자세

밸런스

고관절

이완

1 엎드려서 팔꿈치를 세우고 한쪽 다리를 구부린다.

엎드려서 스핑크스 자세(P.77)를 취한 뒤, 다리를 허리 너비로 벌린다. 왼쪽 다리를 구부려 왼손으로 왼쪽 발끝을 붙잡는다.

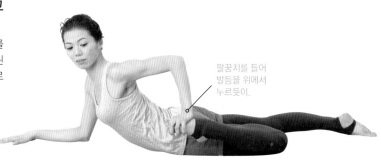

팔꿈치를 들어 발등을 위에서 누르듯이.

2 상체를 바닥으로 내리고 두 발을 붙잡는다.

왼쪽 다리를 구부린 상태로 상체를 내려 이마를 바닥에 댄다. 오른쪽 다리도 왼쪽처럼 구부려 오른손으로 오른쪽 발끝을 붙잡는다.

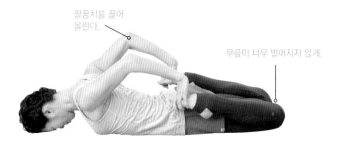

팔꿈치를 끌어 올린다.

무릎이 너무 벌어지지 않게.

3 발바닥을 아래로 누르며 상체를 일으킨다.

두 발바닥을 아래로 누르면서 상체를 위로 들어 올린다.

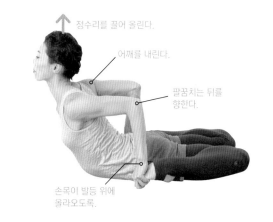

정수리를 끌어 올린다.

어깨를 내린다.

팔꿈치는 뒤를 향한다.

손목이 발등 위에 올라오도록.

72-1 응용 자세

반 개구리 자세

아르다 베카아사나
Ardha Bhekasana

아르다는 '절반'이라는 뜻이다. 개구리 자세를 한쪽 다리씩 하는 자세다. 영웅 자세(P.60) 등을 미리 함으로써 허벅지 앞면을 스트레칭해두면 수월하게 할 수 있다.

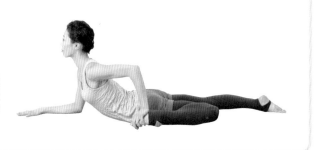

개구리 자세 · 반 개구리 자세

181

73 위를 향한 널빤지 자세 (구름다리 자세)

푸르보타나아사나 Purvottanasana

요가는 전통적으로 해가 뜨는 동쪽을 보면서 수련합니다. 따라서 이 자세를 한다는 것은 몸의 앞쪽을 동쪽을 향해 쭉 펴는 셈이지요. '동쪽, 앞쪽'이라는 뜻의 푸르보, '강하게 펴다'라는 웃타나로 이름 지어진 이유가 이 때문입니다. 어깨와 가슴이 적당히 벌어지는 자세여서 강도 높은 전굴 자세 이후의 완화 자세로 추천합니다.

효과
- 팔이 강화된다.
- 체간이 강화된다.
- 어깨 결림이 완화된다.
- 집중력이 높아진다.

난이도 ★★★☆☆

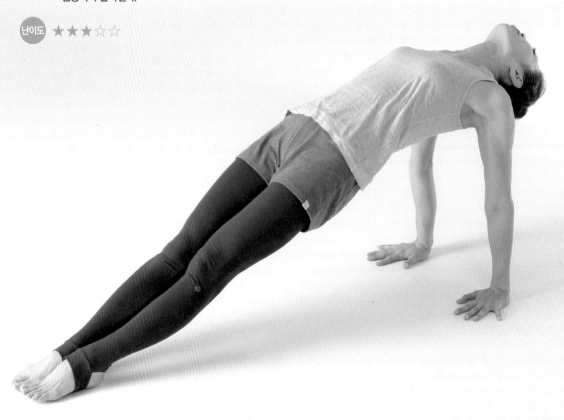

182

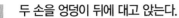

1 **두 손을 엉덩이 뒤에 대고 앉는다.**

막대 자세(P.56)에서 두 손을 뒤로 빼 상체를
가볍게 뒤로 기울인다. 허리가 휘어지지 않도
록 주의한다. 손끝은 발끝 쪽으로 편다.

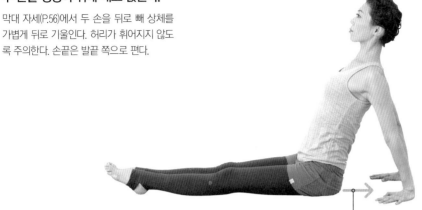

엉덩이와 손 사이는 손바닥 하나쯤
들어갈 공간을 두고, 손가락은 벌린
상태로 놓는다.

2 **허리를 들어 올려 몸 앞면을 편다.**

두 허벅지를 단단히 맞댄 상태로 서혜부를
밀듯이 들어 올린다.

가슴을 위로 밀어
올린다.

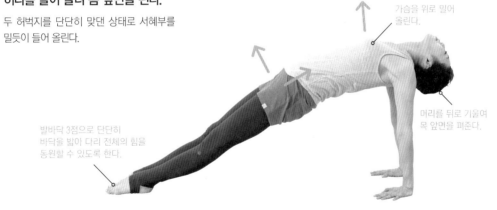

머리를 뒤로 기울여
목 앞면을 펴준다.

발바닥 3점으로 단단히
바닥을 밟아 다리 전체의 힘을
동원할 수 있도록 한다.

위를 향한 널빤지 자세 (구름다리 자세) – 테이블 탑 자세

73-1 응용 자세

테이블 탑 자세

아르다 푸르보타나아사나
Ardha Purvottanasana

다리를 굽혀 테이블 같은 형태를 취하기에
테이블 탑 자세라고 부르는 변형 자세다. 다
리를 굽힘으로써 난이도가 쉬워진다.

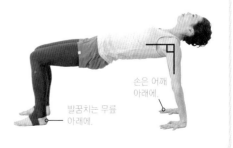

손은 어깨
아래에.

발꿈치는 무릎
아래에.

183

74 낙타 자세

우스트라아사나 Ustrasana

우스트라의 뜻은 '낙타'로, 낙타의 혹처럼 가슴을 위로 솟구치게 하는 자세이기에 붙은 이름입니다. 척추 전체를 펴주어 새우등 개선에 도움이 되며, 가슴이 활짝 열려 바스트 업의 효과도 기대할 수 있습니다. 목과 허리에 부담이 가지 않도록 자신의 컨디션과 능력에 맞춰 실시해보세요.

 효과
- 체간이 강화된다.
- 등 유연성이 향상된다.
- 몸 앞면이 스트레칭된다.
- 어깨 결림이 완화된다.

 난이도 ★★★☆☆

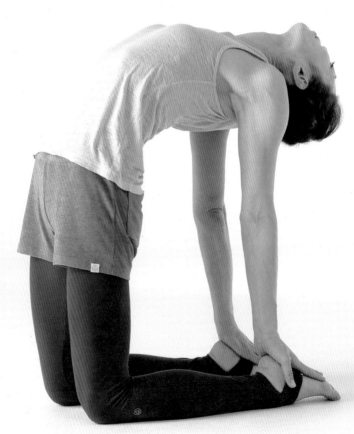

1 **무릎으로 서서 두 손을 허리에 댄다.**

두 다리를 어깨너비로 벌리고 무릎으로 서서
두 손을 허리에 댄다.

낙
타
자
세

좌우 허벅지를
평행하게.

발등 중앙으로
바닥을 누르듯이.

2 **몸을 젖혀 두 손을 발꿈치에 갖다
댄다.**

꼬리뼈를 내리고 엉덩뼈를 세운다고 의식하
면서 천천히 몸을 젖혀 두 손을 발꿈치 쪽으
로 뻗는다.

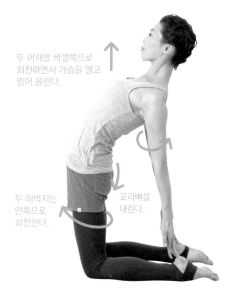

두 어깨를 바깥쪽으로
회전하면서 가슴을 열고
밀어 올린다.

두 허벅지는
안쪽으로
회전한다.

꼬리뼈를
내린다.

두덩뼈를
끌어들이면서
올린다.

3 **발꿈치를 붙잡고 가슴을 더 밀어 올
린다.**

가슴을 위로 밀어 올리며 두 발꿈치를 붙잡
는다. 마지막으로 머리를 뒤로 젖혀 목 앞면
을 편다.

보조 도구 활용

손 아래에 블록을 놓는다.

블록 2개를 세로로 놓고 그 위에
손을 놓는다. 블록 높이 덕분에
허리 부담이 줄어든다. 발가락을
세워도 좋다.

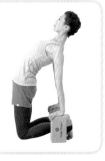

75 비둘기 자세

카포타아사나 Kapotasana

카포타는 '비둘기'라는 뜻으로, 비둘기가 가슴 털을 부풀리는 모습과 비슷한 자세입니다. 가슴이 열리고 가로막(횡격막)이 올라가 심폐 기능이 향상됩니다. 또한 척추부터 엉덩뼈가 펴지고 몸 앞면이 강하게 스트레칭됩니다. 상급자 전용 자세로, 낙타 자세(P.184) 같은 후굴 자세를 충분히 연습한 후 해보세요.

 효과
- 체간이 강화된다.
- 등 유연성이 향상된다.
- 몸 앞면이 스트레칭된다.
- 어깨 결림이 완화된다.

난이도 ★★★★★

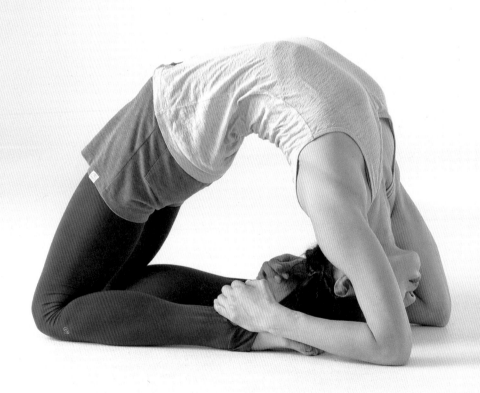

비둘기 자세

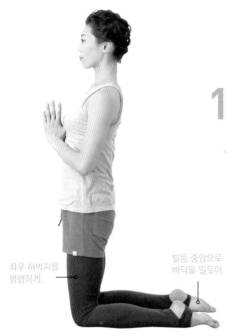

1 무릎으로 서서 합장한다.

두 다리를 어깨너비로 벌리고 무릎으로
서서 가슴 앞에서 합장한다.

좌우 허벅지를
평행하게.

발등 중앙으로
바닥을 밀듯이.

2 상체를 크게 젖혀 바닥에 손을 댄다.

가슴을 강하게 밀어 올리고 두 허벅지
를 안쪽으로 회전하면서 꼬리뼈를 내리
고 몸을 크게 젖힌다. 팔을 펴 두 손을
바닥에 댄다.

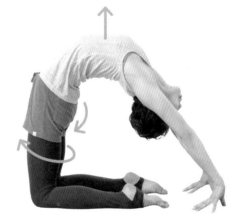

3 팔꿈치를 바닥으로 내려 발을 붙잡는다.

뒤로 깊숙이 젖혀 팔꿈치와 이마를 바
닥에 대고 발을 붙잡는다. 이때 발꿈치
를 붙잡는 것이 이상적이다.

꼬리뼈를 바닥 쪽으로
끌어 내린다는 의식으로.

무릎이 너무 벌어지지
않도록 허벅지를 계속
조인다.

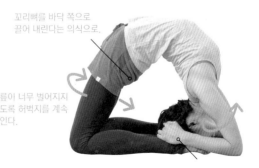

팔꿈치가 너무 벌어지지 않도록
위팔을 안쪽으로 회전하면서 발을 붙잡는다.

187

76 한 발 든 비둘기 자세
에카 파다 카포타아사나 Eka Pada Kapotasana

에카는 '하나', 파다는 '발', 카포타는 '비둘기'라는 뜻입니다. 앉아서 한쪽 무릎을 열고 다른 쪽 다리는 팔에 걸칩니다. 비둘기와 모습이 비슷한 후굴 자세입니다. 두덩뼈, 서혜부 주변의 혈액 순환이 좋아지고 비뇨기 계통, 생식기 계통의 기능이 개선됩니다. 갑상샘도 자극해 호르몬 분비가 촉진되어 안티에이징 효과도 기대할 수 있습니다.

효과
- 다리가 탄탄해진다.
- 어깨 결림이 완화된다.
- 위팔이 탄탄해진다.
- 고관절 유연성이 향상된다.

난이도 ★★★★☆

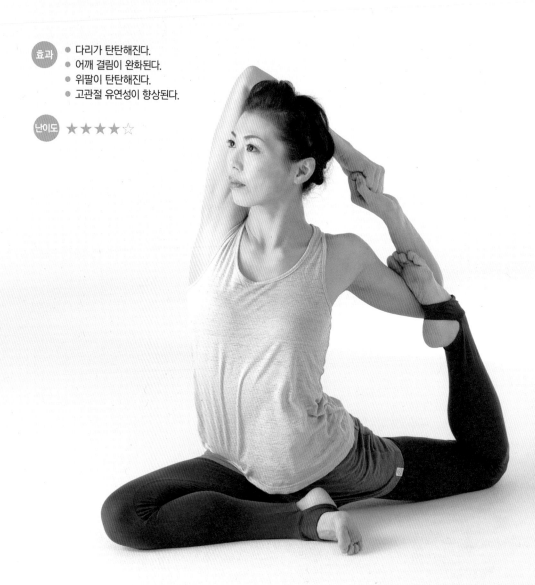

선 자세

앉은 자세

전굴

후굴

비틀기

역자세

밸런스

고관절

이완

1 한쪽 무릎을 열고 다른 쪽 다리를 뒤로 뻗는다.

책상다리를 하듯이 앉아 왼쪽 다리를 뒤로 뻗는다.

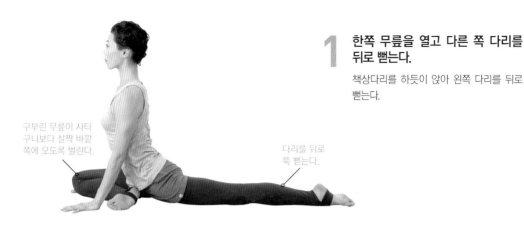

구부린 무릎이 사타구니보다 살짝 바깥쪽에 오도록 벌린다.

다리를 뒤로 쭉 뻗는다.

2 뒤로 뻗은 다리를 구부려 발을 붙잡는다.

뒤로 뻗은 다리를 구부려 왼쪽 발끝을 왼손으로 붙잡는다.

3 발을 팔에 걸치고 두 손을 맞잡는다.

왼쪽 발끝을 왼쪽 팔꿈치에 걸고, 오른쪽 팔꿈치를 들어 두 손을 맞잡는다. 가슴을 열고 정면을 향한다.

★ 반대쪽도 동일하게 한다.

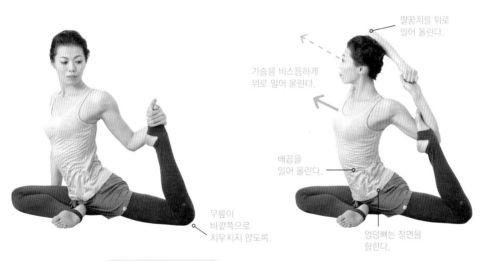

팔꿈치를 위로 밀어 올린다.

가슴을 비스듬하게 위로 밀어 올린다.

배꼽을 밀어 올린다.

엉덩뼈는 정면을 향한다.

무릎이 바깥쪽으로 치우치지 않도록.

76-1 응용 자세

한 발 든 왕 비둘기 자세

에카 파다 라자카포타아사나
Eka Pada Rajakapotasana

라자카포타가 '비둘기의 왕'이라는 뜻이다. 몸을 뒤로 젖혀 발을 붙잡는다. 할 수 있다면 이마를 발꿈치에 대도 좋다.

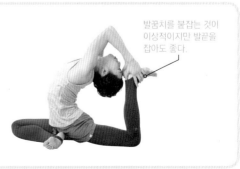

발꿈치를 붙잡는 것이 이상적이지만 발끝을 잡아도 좋다.

한 발 든 비둘기 자세 — 한 발 든 왕 비둘기 자세

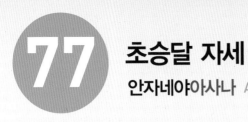

77 초승달 자세

안자네야아사나 Anjaneyasana

안자네야는 인도 신화에 나오는 원숭이 부족 왕의 별명입니다. 원숭이 자세(P.191)와 비슷한 자세로, 등의 곡선이 초승달을 떠올리게 합니다. 고관절을 강하게 스트레칭해 하반신을 강화하며, 다리 선을 잡아줍니다. 골반 부위를 교정해 산부인과 계통의 건강을 개선하는 효과가 있습니다.

효과
- 다리가 탄탄해진다.
- 몸 앞면이 스트레칭된다.
- 어깨 결림이 완화된다.
- 위팔이 탄탄해진다.

난이도 ★★★☆☆

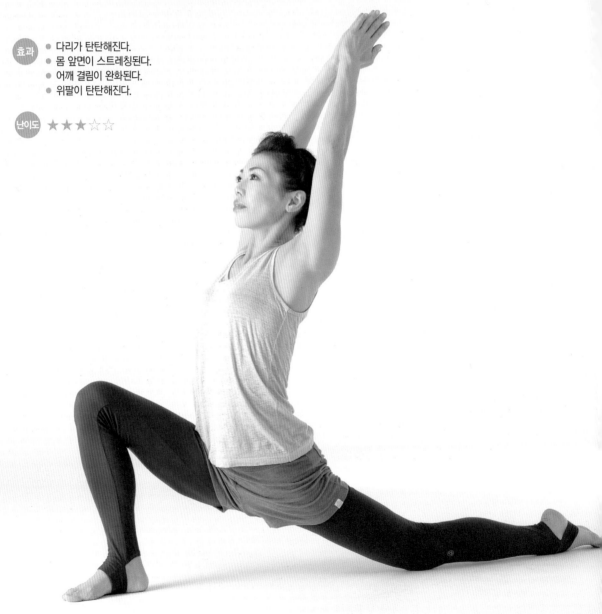

1 무릎으로 서서 한쪽 다리를 내디딘다.

무릎으로 서서 오른쪽 다리를 앞으로 크게 내디딘다. 두 손을 오른쪽 무릎 위에 올리고 엉덩뼈를 반듯하게 세운다.

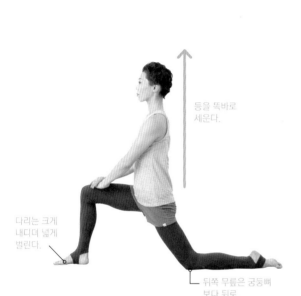

등을 똑바로 세운다.

다리는 크게 내디뎌 넓게 벌린다.

뒤쪽 무릎은 궁둥뼈보다 뒤로.

2 두 팔을 들어 중심을 앞으로 이동한다.

손을 머리 위로 들고 합장하며, 몸 측면을 편다. 상체 무게를 이용해 중심을 앞으로 이동하며 허리를 가라앉힌다.

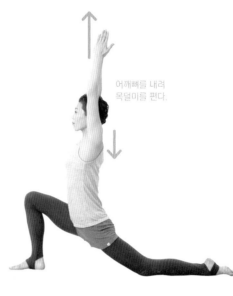

어깨뼈를 내려 목덜미를 편다.

3 상체를 뒤로 젖힌다.

가슴을 밀어 올리며 상체를 뒤로 젖힌다.

★ 반대쪽도 동일하게 한다.

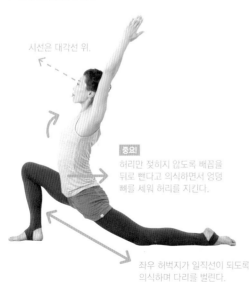

시선은 대각선 위.

중요
허리만 젖히지 않도록 배꼽을 뒤로 뺀다고 의식하면서 엉덩뼈를 세워 허리를 지킨다.

좌우 허벅지가 일직선이 되도록 의식하며 다리를 벌린다.

77-1 응용 자세

원숭이 자세

하누만아사나
Hanumanasana

강하고 용맹하며, 날아서 바다를 건넜다는 원숭이 용사 하누만에게 바치는 자세. 다리를 앞뒤로 벌리고 머리 위에서 합장한다.

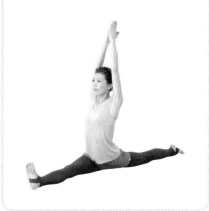

78 물고기 자세

마츠야아사나 Matsyasana

마츠야란 인도 신화의 3대 신 중 하나인 비슈누의 화신이며 '물고기'라는 뜻도 가지고 있습니다. 위를
보고 누워 후굴하는 자세로 정수리를 바닥에 댈 때 머리, 목, 가슴뼈가 스트레칭되어 몸이 기분 좋게
열립니다. 머리에 무리가 가지 않도록 자세를 취할 때와 자세를 풀 때 특히 주의하세요.

 효과
● 어깨, 가슴 유연성이 향상된다.
● 호흡 기능이 좋아진다.
● 고관절 유연성이 향상된다.
● 척추 전체가 신장되고 강화된다.

난이도 ★★★☆☆

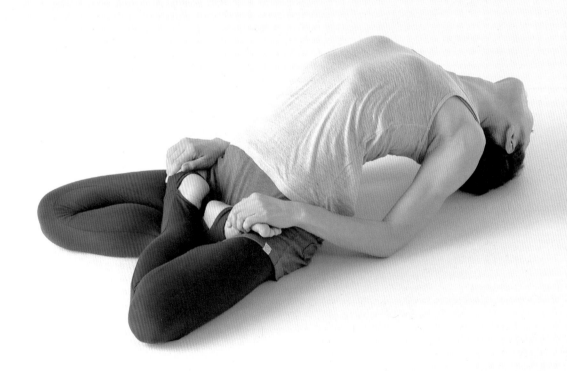

선 자세

앉은 자세

전굴

후굴

비틀기

역자세

밸런스

고관절

이완

물고기 자세

1 연꽃좌로 앉는다.

연꽃좌(P.54)로 앉는다.

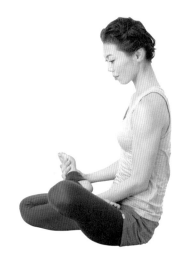

2 상체를 뒤로 기울여 위를 보고 눕는다.

두 손을 바닥에 대고 천천히 상체를 뒤로 기울여 위를 보고 눕는다.

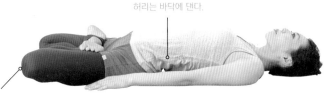

허리는 바닥에 댄다.

두 무릎을 가까이 한다.

3 팔꿈치로 바닥을 누르고 등을 젖힌다.

오른손으로 왼쪽 발끝, 왼손으로 오른쪽 발끝을 붙잡는다. 팔꿈치로 바닥을 누르며 가슴을 밀어 올린다. 서혜부부터 빗장뼈에 이르는 몸 앞면을 쭉 편다.

★ 다리를 꼬는 방향을 바꿔 동일하게 한다.

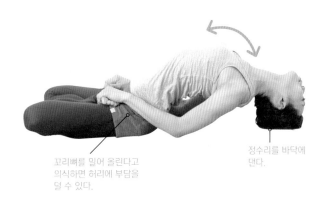

꼬리뼈를 밀어 올린다고 의식하면 허리에 부담을 덜 수 있다.

정수리를 바닥에 댄다.

이것도
OK

연꽃좌를 하지 않아도 괜찮다. 팔꿈치를 쓰지 않을 때는 두 손바닥을 바닥에 대고 궁둥뼈 아래로 넣는다.

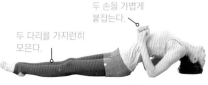

두 손을 가볍게 붙잡는다.

두 다리를 가지런히 모은다.

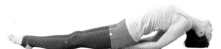

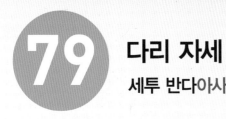

다리 자세

세투 반다아사나 Setu Bandhasana

세투 반다는 '다리를 놓다'라는 뜻으로, 몸을 다리(교량) 형태로 젖히는 자세입니다. 가슴과 목이 스트레칭되고 엉덩이 근육이 탄탄하게 조여집니다. 갑상샘이나 부신, 뇌하수체를 자극해 내분비계의 기능을 정돈해주는 효과도 있습니다. 상급자용 자세는 목을 더 강화합니다. 충분히 워밍업을 한 후 수련에 임해보세요.

 효과
- 다리가 강화된다.
- 어깨 결림이 완화된다.
- 호흡 기능이 좋아진다.
- 자율신경의 균형이 조정된다.

 난이도 ★★★☆☆

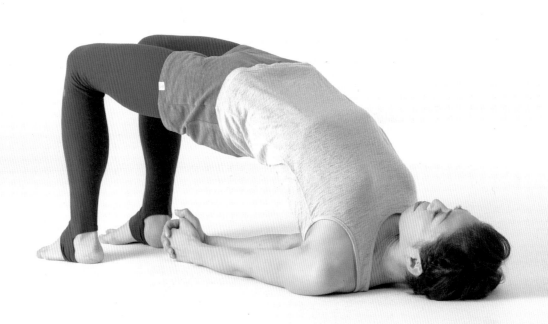

1 **위를 보고 누워 무릎을 구부린다.**

위를 보고 누워 두 무릎을 구부린다. 발은 허리 너비로 벌리고 무릎 아래에 발꿈치가 오도록 한다.

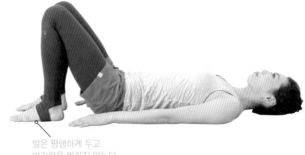

발은 평행하게 두고
발가락을 벌리지 않는다.

2 **엉덩이를 든다.**

엉덩이를 들고 위팔을 바깥쪽으로 회전하면서 좌우 어깨를 모은다.

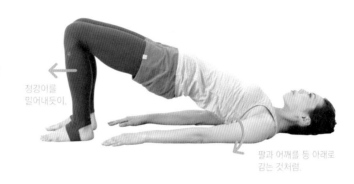

정강이를
밀어내듯이.

팔과 어깨를 등 아래로
감는 것처럼.

3 **두 손을 깍지 끼고 가슴을 크게 젖힌다.**

두 손을 몸 아래에서 깍지 끼고 팔 전체로 바닥을 누르며 허리를 들어 올린다. 서혜부는 위를, 가슴은 대각선 위를 향해 밀어낸다.

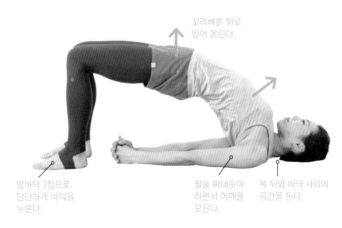

꼬리뼈를 위로
밀어 올린다.

발바닥 3점으로
단단하게 바닥을
누른다.

팔을 짜내듯이
하면서 어깨를
모은다.

목 뒤와 바닥 사이에
공간을 둔다.

상급자는
도전!

몸을 크게 뒤로 젖혀 이마를 바닥에 대고 균형을 잡는다. 두 손은 가슴에서 교차해 반대쪽 어깨를 붙잡는다.

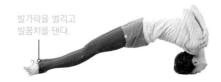

발가락을 벌리고
발꿈치를 댄다.

195

80 위를 향한 활 자세(아치 자세)

우르드바 다누라아사나 Urdhva Dhanurasana

우르드바는 '위로'라는 뜻으로, 활 자세(P.178)를 누워서 하는 자세입니다. 전신을 사용하는 고난도의 후굴 자세로, 척추를 강하게 폅니다. 머리가 아래로 내려가므로 어깨부터 목, 머리의 혈액 순환이 좋아져 긍정적이고 상쾌한 기분을 느낄 수 있습니다. 허벅지 앞면이 긴장하는 느낌, 두덩뼈부터 가슴까지 펴지는 감각을 확실히 의식해보세요.

 효과
- 팔, 다리가 강화된다.
- 척추가 교정된다.
- 몸 앞면이 스트레칭된다.
- 긍정적인 마음을 불러온다.

 난이도 ★★★★★

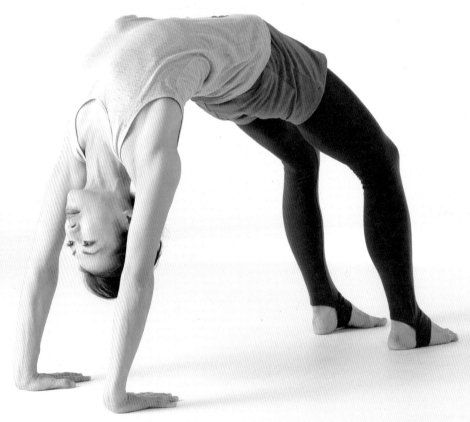

1 위를 보고 누워 무릎을 구부리고 손바닥을 바닥에 댄다.

위를 보고 누워 두 무릎을 구부린다. 두 팔꿈치를 위로 들고 손바닥을 바닥에 댄다.

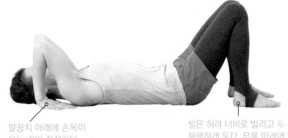

팔꿈치 아래에 손목이 오는 것이 적절하다.

발은 허리 너비로 벌리고 두 발을 평행하게 둔다. 무릎 아래에 발꿈치가 오는 것이 적절하다.

2 발로 바닥을 누르며 허리를 띄운다.

발바닥으로 단단히 바닥을 누르며 서혜부를 위로 밀어 올린다.

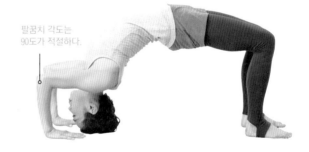

정강이를 밀어내듯이.

3 손으로 바닥을 밀어 정수리를 바닥에 댄다.

손바닥으로 바닥을 아래로 밀며 머리를 들어 정수리를 바닥에 댄다.

팔꿈치 각도는 90도가 적절하다.

4 팔꿈치와 무릎을 편다.

무릎을 펴려는 다리 힘을 이용해 팔꿈치를 편다. 이어서 무릎도 펴면서 가슴을 위로 높이 밀어 올린다. 위팔과 허벅지를 안쪽으로 회전해서 허리를 보호한다.

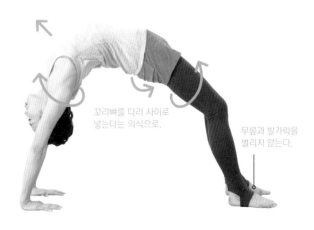

꼬리뼈를 다리 사이로 넣는다는 의식으로.

무릎과 발가락을 벌리지 않는다.

위를 향한 활 자세(아치 자세)

81 쟁기 자세

할라아사나 Halasana

할라는 '쟁기'라는 뜻으로, 쟁기와 모양이 비슷해서 붙은 이름입니다. 어깨서기(P.200) 전후에 수련하면 좋은 자세로, 목부터 등에 이르는 부위를 강하게 스트레칭합니다. 이 자세에 익숙해지면, 앉아서 앞으로 굽히기 자세(P.58) 같은 전굴 자세를 편하게 할 수 있습니다. 복부 장기 및 갑상샘을 자극해 안티에이징 효과도 기대할 수 있습니다.

 효과
● 복부 장기의 기능이 활성화된다.
● 척추가 강화된다.
● 자율신경 작용이 교정된다.
● 어깨 결림이 완화된다.

 난이도 ★★★☆☆

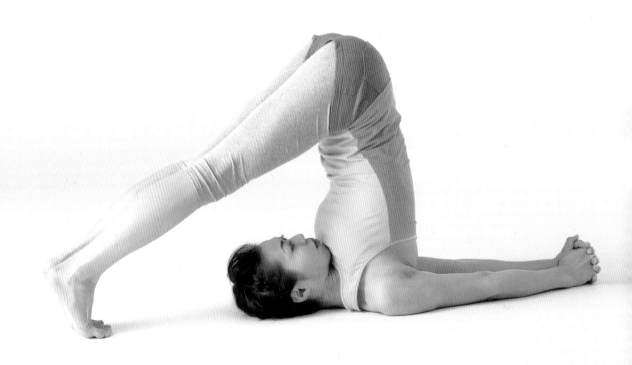

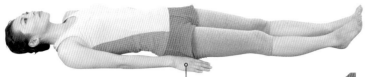

손바닥은 아래로.

1 위를 보고 눕는다.

위를 보고 누워 다리를 가지런히 모은다.

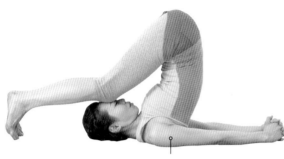

어깨를 귀에서 멀리 떨어뜨린다는
의식으로 어깨뼈를 모은다.

2 두 다리를 들어 올려 바닥에 발끝을 댄다.

두 팔로 바닥을 누르며 두 다리를 머리 위로 펴서 올린다. 발끝을 바닥에 세우고, 두 손은 바닥에서 깍지 낀다.

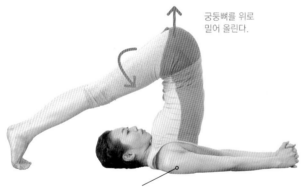

궁둥뼈를 위로
밀어 올린다.

3 두 다리를 펴고 허리를 밀어 올린다.

무릎을 쭉 펴고 어깨에 체중이 실리도록 허리를 어깨 위로 들어 올린다.

어깨로 체중을 지탱한다.
머리는 바닥에 두기만 한다.

81-1 응용 자세

누운 각 자세

숩타 코나아사나
Supta Konasana

숩타는 '눕다', 코나는 '각도'라는 뜻이다. 쟁기 자세에서 다리를 크게 벌린다. 갑상샘을 자극하며 다리 전체가 스트레칭된다.

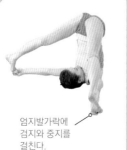

엄지발가락에
검지와 중지를
걸친다.

81-2 응용 자세

귀를 압박하는 자세

카르나피다아사나
Karnapidasana

카르나는 '귀', 피다는 '누르다, 압박하다'라는 뜻이다. 쟁기 자세에서 다리를 구부려 무릎 사이에 머리를 끼운다. 다리가 편안해지고 등이 편하게 펴진다.

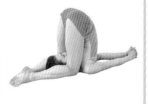

199

82 어깨서기 자세
살람바 사르방가아사나 Salamba Sarvangasana

살람바는 '지탱하다', 사르바는 '모두, 전체', 앙가는 '부분, 가지'라는 뜻입니다.
혈액 순환이 좋아지는 역자세로, 목 뒷면이 펴지고
신경계가 진정되며 갑상샘이 자극되어
호르몬 균형이 바로잡히는 효과가 있습니다.
'아사나의 여왕'이라고도 불리며
몸을 전반적으로 정돈해주는 중요한 자세입니다.

 효과
- 척추가 강화된다.
- 자율신경의 균형이 바로잡힌다.
- 다리 부기가 완화된다.
- 어깨 결림이 완화된다.

 난이도 ★★★☆☆

! 몸의 정렬(얼라이먼트)이 정말 중요한
자세다. 목 부상을 당하지 않도록 팔꿈
치가 아니라 어깨로 체중을 지탱한다.

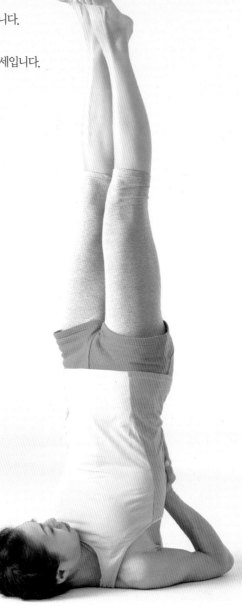

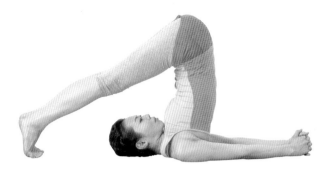

1 쟁기 자세를 취한다.

쟁기 자세(P.198)를 취한다.

어
깨
서
기
자
세

2 두 손을 등에 댄다.

팔꿈치를 구부려 두 손을 등에 댄다.
팔꿈치는 어깨너비로 벌리고 어깨를
등 아래로 모은다.

손바닥이 어깨뼈
가까이에 오도록.

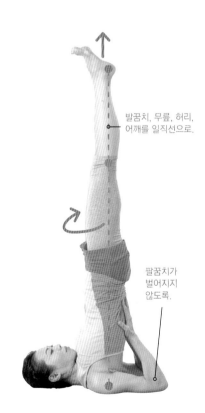

3 몸을 똑바로 세우고 어깨로
체중을 지탱한다.

손 위치가 어긋나지 않도록 주의하며
두 다리를 편 상태로 들어 올린다.

발꿈치, 무릎, 허리,
어깨를 일직선으로.

팔꿈치가
벌어지지
않도록.

보조 도구 활용

**스트랩과 담요를 활용
하자.**

목 부상을 막기 위해 어깨
아래에 담요를 넣는다. 또한
스트랩을 이용하면 어깨뼈
를 모으는 감각을 익힐 수
있다.

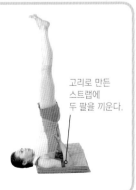

고리로 만든
스트랩에
두 팔을 끼운다.

83 태아 자세

핀다아사나 Pindasana

핀다는 '태아'라는 뜻입니다 어머니 자궁 속의 태아처럼 몸을 접는 자세로, 어깨서기 자세(P.200)에서
연꽃좌(P.54)를 하고 두 무릎을 내립니다. 각각의 기본 자세를 확실히 수련해 등과 고관절 유연성을
높이는 것이 이 자세를 익히는 요령입니다. 갑상샘을 자극해 자율신경의 균형을 정돈하는 효과가 있
습니다.

 효과
- 고관절 유연성이 향상된다.
- 복부 장기의 기능이 활성화된다.
- 척추 유연성이 향상된다.
- 자율신경의 균형이 바로잡힌다.

 난이도 ★★★☆☆

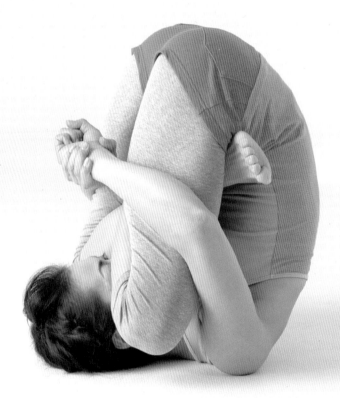

1 어깨서기 자세를 취한다.

어깨서기 자세(P.200)를 취한다.

2 연꽃좌를 한다.

그 자세에서 연꽃좌(P.54)를 확실하게 한다.

3 무릎 사이에 머리를 끼우 듯이 하며 다리를 끌어안는다.

다리를 가슴 쪽으로 내린다. 두 무릎 사이에 머리를 끼우듯이 넣고 두 팔로 다리를 끌어안는다.

★ 다리를 꼬는 방향을 바꿔 동일하게 한다.

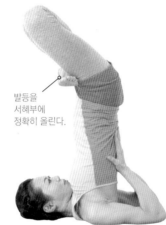

발꿈치, 무릎, 허리, 어깨를 일직선으로.

발등을 서혜부에 정확히 올린다.

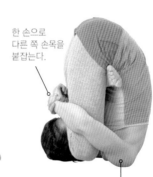

한 손으로 다른 쪽 손목을 붙잡는다.

어깨로 체중을 지탱하며 뒤통수로 바닥을 가볍게 눌러 균형을 잡는다.

태아 자세 ─ 위를 향한 연꽃좌

83-1 응용 자세

위를 향한 연꽃좌

우르드바 파드마아사나
Urdhva Padmasana

우르드바는 '위'라는 뜻이다. 다리와 머리를 반전해 연꽃좌를 하고, 팔로 무릎을 받친다.

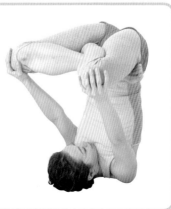

203

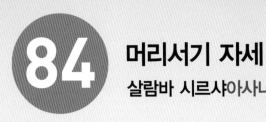

84 머리서기 자세
살람바 시르샤아사나 Ⅰ Salamba Sirsasana Ⅰ

살람바는 '지탱하다', 시르샤는 '머리'라는 뜻입니다.
산스크리트어 명칭은 3점 물구나무서기 자세(P.206)와
동일하나, 이 자세는 머리와 두 아래팔을 바닥에 대고
체중을 지탱합니다. 우리 몸에 굉장히 긍정적인 영향을
미치므로 '아사나의 왕'이라고 불립니다.
장시간 유지할수록 효과가 더욱 높아지므로
자세를 안정적으로 편하게 유지할 만큼 습득했다면
도전해보세요.

 효과
- 목이 강화된다.
- 집중력이 높아진다.
- 균형 감각이 향상된다.
- 자세가 교정된다.

 난이도 ★★★★☆

! 목 부상을 입지 않도록 주의한다.

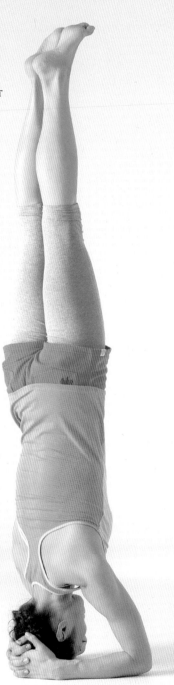

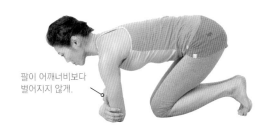

팔이 어깨너비보다
벌어지지 않게.

1 팔짱을 낀 상태로 팔을 바닥에
댄다.

무릎으로 서서 두 손으로 팔꿈치를 붙
잡아 팔짱을 낀다. 팔짱 낀 팔을 바닥
에 내리고 발가락을 세운다.

중요!
정수리 혈인 '백회(百會, 좌우 귀를
연결한 선의 중앙)'를 바닥에 댈 것.

중요!
두 어깨를 귀에서 멀리
떨어뜨리듯이 하며
목을 단단히 편다.

겨드랑이를
조인다.

팔꿈치와 정수리로 정삼각형을 그리는
이미지를 품고 깍지 낀 손으로 머리를 감싼다.

2 정수리를 바닥에 대고 다리를
편다.

팔꿈치 위치를 유지하며 팔짱 낀 팔을
풀어 양쪽 손가락을 바닥에서 깍지 낀
다. 정수리를 천천히 바닥에 대고 조금
씩 체중을 실으며 앞으로 걸어간다.

3 허리를 밀어 올리며
다리를 바닥에서 띄
운다.

천천히 체중을 이동시켜 허
리를 머리 위까지 밀어 올
린다. 동시에 무릎을 가슴
쪽으로 당겨 바닥에서 두
다리를 띄운다.

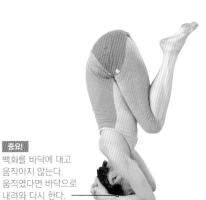

중요!
백회를 바닥에 대고
움직이지 않는다.
움직였다면 바닥으로
내려와 다시 한다.

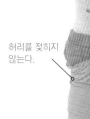

허리를 젖히지
않는다.

갈비뼈를 내밀지
않는다.

중요!
두 어깨를 귀에서 멀리
떨어뜨리듯이 하며
목을 단단히 편다.

4 다리를 펴서 몸을 일직선으로
세운다.

무릎을 천천히 펴 정수리부터 발까지
일직선이 되도록 뻗는다.

84-1 응용 자세

돌고래 자세

아르다 핀차 마유라아사나
Ardha Pincha Mayurasana

깍지 낀 손과 두 팔꿈치로 바닥
위에 삼각형을 그리고 엉덩이를
올려 세운 자세. 위팔과 등을 쭉
펴주며 스트레스를 완화하는 효
과가 있다.

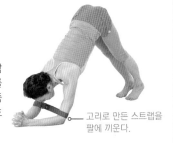

고리로 만든 스트랩을
팔에 끼운다.

205

85 3점 물구나무서기 자세

살람바 시르샤아사나 II Salamba Sirsasana II

머리로 서서 지탱하는 자세로, 두 손과 머리 이렇게
세 부분으로 서는 자세여서 3점 물구나무서기 자세라고
불립니다. 손목을 강화하고 팔로 체중을
안정시키는 감각을 익힐 수 있어
암밸런스 자세를 습득할 때도 도움이 됩니다.

 ● 목이 강화된다.
● 집중력이 높아진다.
● 균형 감각이 향상된다.
● 자세가 교정된다.

 ★★★★☆

! 목 부상을 입지 않도록 주의한다.

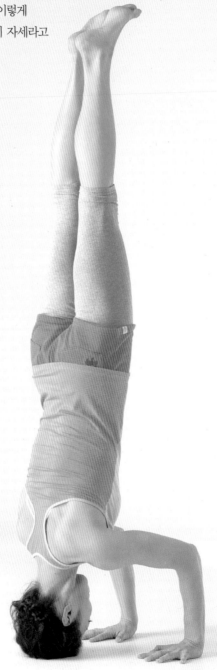

206

1 무릎을 꿇고 엎드린다.

두 손을 어깨너비로 벌리고 무릎을 꿇고 엎드려 발가락을 세운다.

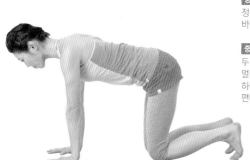

2 정수리를 바닥에 대고 다리를 편다.

정수리를 천천히 바닥에 대고 조금씩 체중을 실으며 앞으로 걷는다.

중요! 정수리 혈인 백회를 바닥에 댈 것.

중요! 두 어깨를 귀에서 멀리 떨어뜨리듯이 하며 목을 단단히 편다.

손목은 팔꿈치 바로 아래에. 두 손목과 정수리 세 지점이 정삼각형을 그리는 이미지로.

선 자세

앉은 자세

전굴

후굴

비틀기

역자세

밸런스

고관절

이완

3 허리를 밀어 올리며 다리를 바닥에서 띄운다.

천천히 체중을 이동시켜 허리를 머리 위까지 밀어 올린다. 동시에 무릎을 한쪽씩 위팔 위에 얹는다.

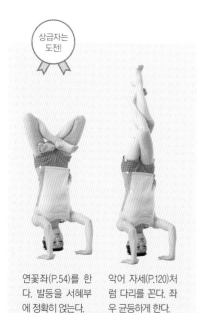

상급자는 도전!

연꽃좌(P.54)를 한다. 발등을 서혜부에 정확히 얹는다.

악어 자세(P.120)처럼 다리를 꼰다. 좌우 균등하게 한다.

중요! 바닥에 대고 있는 백회를 움직이지 않는다. 움직였다면 바닥으로 내려와 다시 한다.

중요! 두 어깨를 귀에서 멀리 떨어뜨리듯이 하며 목을 단단히 편다.

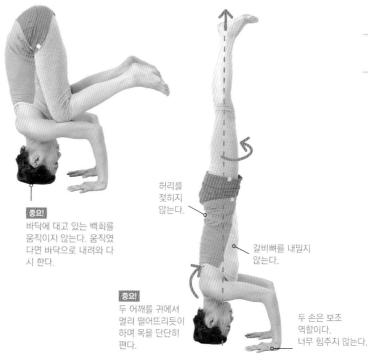

허리를 젖히지 않는다.

갈비뼈를 내밀지 않는다.

두 손은 보조 역할이다. 너무 힘주지 않는다.

4 다리를 펴서 몸을 일직선으로 세운다.

무릎을 천천히 펴 정수리부터 발까지 일직선이 되도록 뻗는다. 거의 모든 체중을 머리로 지탱한다.

3 점 물구나무서기 자세

207

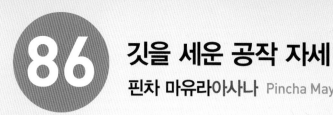

86 깃을 세운 공작 자세

핀차 마유라아사나 Pincha Mayurasana

핀차는 '깃', 마유라는 '공작'이라는 뜻입니다.
들어 올린 다리가 공작 깃털처럼 보이는 역자세입니다.
위팔이 강하게 스트레칭되며, 팔과 체간이 강화됩니다.
팔꿈치뿐만 아니라 손바닥과 아래팔까지 써서
균형을 잡는 것이 요령입니다.

 ● 팔이 강화된다.
　　　● 체간이 강화된다.
　　　● 호흡 기능이 좋아진다.
　　　● 가슴, 어깨가 열린다.

 ★★★★★

1 무릎을 꿇고 엎드린 상태에서 팔꿈치를 바닥에 댄다.

무릎을 꿇고 엎드려 팔꿈치를 바닥에 대고 발가락을 세운다. 팔꿈치는 어깨너비로 벌린다.

체중이 실리면 밖으로 벌어지므로 처음에는 어깨너비보다 살짝 좁게 벌리면 좋다.

2 허리를 위로 밀어 올린다.

허리를 위로 밀어 올려 돌고래 자세(P.205)를 취한다.

아래팔은 평행하게 펴서 바닥을 누른다. 손이 가운데로 모이지 않도록 손바닥으로 바닥을 붙잡는다.

겨드랑이를 조인다.

발꿈치를 든다.

3 한쪽 다리를 든다.

한쪽 다리를 높이 들어 체중을 팔꿈치에 싣는다.

두 어깨를 귀에서 멀리 떨어뜨리듯이 하며 목덜미를 길게 유지한다.

허리를 젖히지 않는다.

갈비뼈를 내밀지 않는다.

시선은 아래로.

깃을 세운 공작 자세 | 전갈 자세

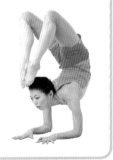

86-1 응용 자세

전갈 자세

브르스치카아사나
Vrschikasana

브르스치카는 '전갈'이라는 뜻이다. 전갈이 먹잇감을 노릴 때 꼬리를 둥글게 마는 자세와 비슷하다. 팔꿈치를 지지점으로 삼은 역자세로, 뒤로 강하게 젖히면서 균형을 잡는다.

4 두 다리를 모아 몸을 일직선으로 유지한다.

바닥에 댄 다른 다리도 위로 밀어 올려 발을 가지런히 하고 위로 뻗는다.

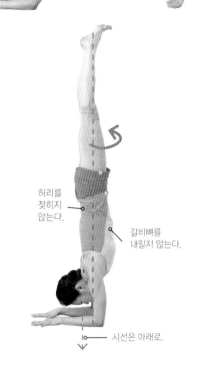

209

87 아래를 향한 나무 자세

아도 무카 브릭샤아사나 Adho Mukha Vrksasana

아도 무카는 '얼굴을 아래로 향하다'라는 뜻으로
나무 자세(P.70)를 반대로 하는 자세입니다.
우리가 흔히 말하는 물구나무 서기로, 몸과 마음이
기분 좋게 재충전되는 효과를 얻을 수 있습니다.
집중력을 높이고 활력을 불어넣는 자세입니다.
처음에는 벽에 등을 대고 연습하는 것이 좋습니다.
공포심을 잘 다스리며 도전해보세요.

 효과
- 집중력이 높아진다.
- 균형 감각이 향상된다.
- 자세가 교정된다.
- 팔이 강화된다.

 난이도 ★★★★★

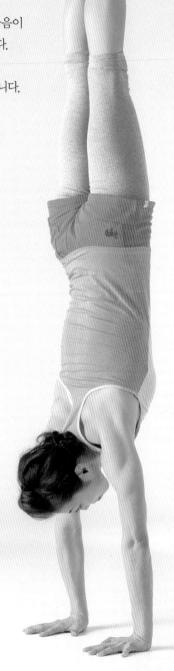

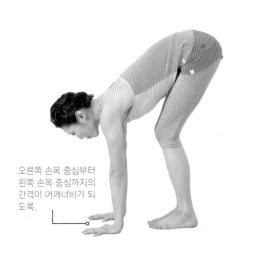

선 자세

앉은 자세

전굴

후굴

비틀기

역자세

밸런스

고관절

이완

아래를 향한 나무 자세

1 선 자세에서 두 손을 바닥에 댄다.

선 자세에서 무릎을 구부려 두 손을 바닥에 댄다.

오른쪽 손목 중심부터 왼쪽 손목 중심까지의 간격이 어깨너비가 되도록.

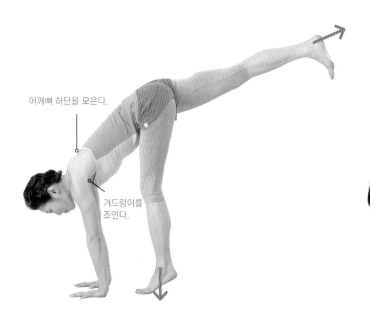

2 한쪽 다리를 든다.

한쪽 다리(좌우 어디든 좋다)를 뒤로 천천히 들어 중심을 두 손으로 이동시킨다.

어깨뼈 하단을 모은다.

겨드랑이를 조인다.

3 두 발을 모으고 팔꿈치를 편다.

아래쪽 다리로 가볍게 바닥을 차 두 발을 모은다. 몸을 일직선으로 펴서 선다. 발꿈치를 위로 밀어 올리고 허리를 젖히지 않는다.

꼬리뼈는 몸 앞쪽으로 내밀고 명치는 등 쪽으로 당긴다고 의식하면서 허리를 젖히지 않는다.

손목이 아프지 않게 손바닥으로 바닥을 붙잡는다고 의식하며 악력을 사용한다.

211

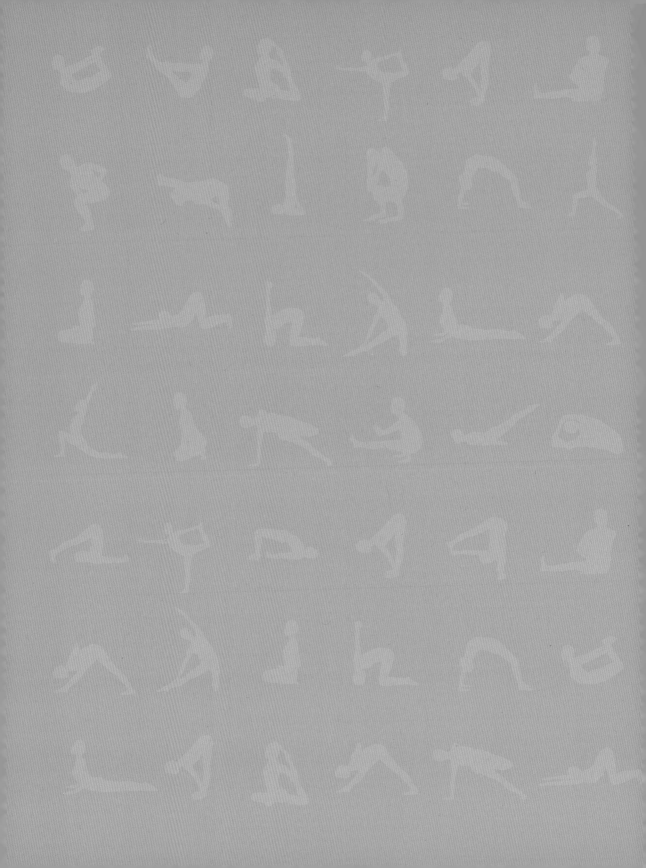

PART 6

요가, 한 걸음 더 깊이 알기
Deep Knowledge of YOGA

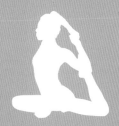

호흡과 체내 에너지를 능숙하게 조절하려면
요가 사상이나 철학을 공부하고 이해하는 것도 매우 중요합니다.
요가에 관한 지식은 아사나를 습득할 때도 도움이 되므로 꼭 알아둡시다.

Deep Breath

몸과 마음에 작용하는
깊은 호흡

평소 무의식적으로 행하는 호흡. 그러나 요가에서 절대 빼놓을 수 없는 중요한 부분이
바로 호흡입니다. 요가를 더욱 심화하고 실력을 높이기 위해서 호흡을 느껴봅시다.

호흡과 몸의 작용

호흡은 혈액 순환, 뇌로의 산소 공급, 유기물 분해를 통한 에너지 생성 등의 기능을 담당합니다. 인간의 생존에
절대 없어서는 안 될 시스템이지요. 요가에서 호흡이 특히 중요한 이유는 이런 생리학적 기능 외에도 여러 가지
중요한 작용을 하고 있기 때문입니다. 내적 생명 에너지를 온몸으로 보내는 것(프라나야마→P.216), 근육과 몸을
효과적으로 움직이게 해 아사나를 심화하는 것, 몸을 정화하고 독소를 배출하며 자율신경을 의식적으로 조정
하는 것 모두가 호흡이 하는 일입니다.
이렇게 은혜로운 호흡의 기능을 최대한 누리기 위해서는 이상적인 호흡법을 익혀야 합니다. 호흡을 할 때 몸의
각 기관은 어떻게 움직일까요? 먼저 자연 호흡을 할 때 폐와 가로막의 움직임을 확인해봅시다.

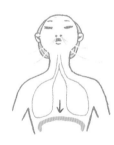

숨을 들이마실 때

배가 부풀고 흉곽이 넓어
져 가로막이 아래로 움직
인다. 복부 장기가 마사지
되고 기능이 활성화된다.

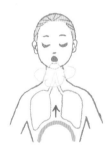

숨을 내쉴 때

배와 흉곽이 수축한다.
가로막이 위로 올라와
심장이 마사지된다.

◇ 다양한 호흡법 ◇

- **자연 호흡** 무의식적으로 자연스럽게 일어나는 호흡. 자기만의 리듬감이 중요하다.
- **복식 호흡** 가로막을 움직이는 호흡. 위아래로 움직이는 가로막을 따라 배가 확장하고 수축한다.
- **흉식 호흡** 흉곽을 전후좌우로 팽창해 갈비뼈를 넓혀 폐를 확장하는 호흡. 갈비뼈가 밀려 올라가 가슴이 열린다.
- **완전 호흡** 복식 호흡과 흉식 호흡, 빗장뼈 상하 움직임을 동반한 빗장뼈 호흡까지 도입한 호흡법이다. 복식→흉식→빗장뼈 호흡의 흐름으로 숨을 들이마시고 복식→흉식→빗장뼈 순으로 원래대로 되돌리면서 숨을 내쉬는 방법이다.

프라나와 호흡

프라나(Prana)는 '생명 에너지' 혹은 '기'를 의미합니다. 열이 발생하거나 사물이 이동하거나 우리 몸의 내부 기관이 기능하는 것은 전부 에너지의 흐름에 따라 생기는 현상입니다. 사물에 생기를 부여해 변화를 일으키는 힘을 요가에서는 프라나라고 말합니다.

프라나의 흐름을 정돈하고 조정하는 것은 요가 수련에서 매우 중요합니다. 혈액 순환, 발성, 호흡, 소화, 배설 같은 체내 시스템을 정상화하고 정체되지 않는 사고와 안정적인 정신을 지니려면 프라나가 정상적으로 작용해야 합니다. 이 프라나를 조절하는 대표적인 방법이 호흡입니다. 호흡을 통해 몸 전반의 기능을 조화롭게 유지함으로써 건강한 몸과 마음을 일구어나갈 수 있습니다.

프라나의 흐름   프라나는 '나디'라는 통로를 따라 흐른다.
적절한 아사나와 호흡을 행하면 정체되었던 나디가 뚫리고 프라나가 부드럽게 흐른다.
아래에서 소개하는 대표적인 3가지 나디 외에도 우리 몸에는 7만 개 이상의 나디가 있다.

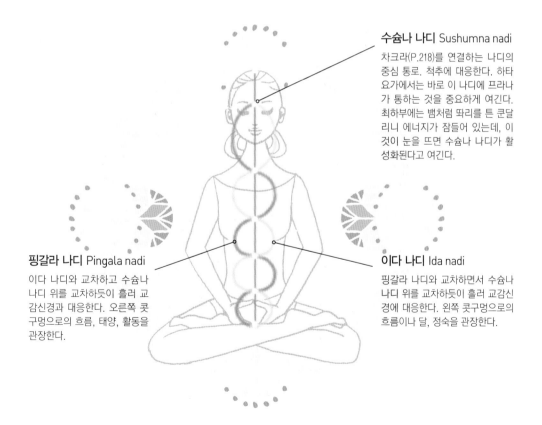

수슘나 나디 Sushumna nadi
차크라(P.218)를 연결하는 나디의 중심 통로. 척추에 대응한다. 하타 요가에서는 바로 이 나디에 프라나가 통하는 것을 중요하게 여긴다. 최하부에는 뱀처럼 똬리를 튼 쿤달리니 에너지가 잠들어 있는데, 이것이 눈을 뜨면 수슘나 나디가 활성화된다고 여긴다.

핑갈라 나디 Pingala nadi
이다 나디와 교차하고 수슘나 나디 위를 교차하듯이 흘러 교감신경과 대응한다. 오른쪽 콧구멍으로의 흐름, 태양, 활동을 관장한다.

이다 나디 Ida nadi
핑갈라 나디와 교차하면서 수슘나 나디 위를 교차하듯이 흘러 교감신경에 대응한다. 왼쪽 콧구멍으로의 흐름이나 달, 정숙을 관장한다.

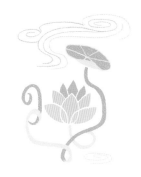

프라나야마

프라나야마(Pranayama)는 생명 에너지인 프라나를 조절하는 방법입니다. 호흡으로 프라나를 받아들여 저장하고 체내를 순환하게끔 해 잠재적인 에너지를 눈뜨게 하므로 '조기법(調氣法)'이라고 말합니다.

프라나야마는 가로막과 폐를 움직이는 바른 호흡법(P.214)을 습득한 후에 도전하세요. 기본 좌법(P.54) 중 하나를 선택해 자세를 잡고, 긴장하지 않을 정도로 궁둥뼈, 등, 목의 직립을 유지하면서 실시합니다.

※ 프라나야마는 예상한 것 이상으로 강렬한 반응을 일으킬 때도 있습니다.
　처음에는 요가 스튜디오 등에서 지도자의 적절한 지도를 받으며 할 것을 권합니다.

대표적인 프라나야마

카파라바티 Kapara-bhati

카파라는 '두개골', 바티는 '빛나다'라는 뜻이다. 머리를 산뜻하게 활성화하는 호흡법이다. 크리야라고 불리는 정화법(P.212) 중 하나다.

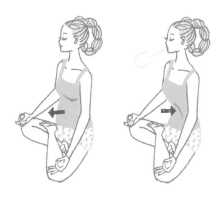

코로 숨을 들이마시고 코로 강하게 숨을 내쉰다. 처음에는 느린 속도로, 20회를 1세트로 해 호흡한다. 서서히 1세트의 횟수를 늘린다. 배는 항상 힘을 빼고 숨을 내쉴 때는 가로막이 밀려 올라가도록 배를 안으로 넣는다. 들이마실 때는 가로막이 내려가 자연스럽게 배가 원래대로 돌아온다. 내쉬는 것만 강하게 의식하자.

나디쇼다나 Nadi-Shodhana

좌우 콧구멍을 교차로 사용해 이다와 핑갈라 나디를 정돈한다. 중지와 검지를 접은 오른손으로 코를 붙잡는다.

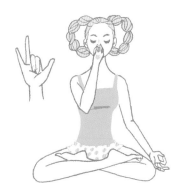

오른쪽 콧구멍을 엄지로 막고 4를 세며 왼쪽 콧구멍으로 숨을 들이마신다. ➡ 그대로 왼쪽 콧구멍을 약지로 막고 16을 세며 숨을 멈춘다. ➡ 엄지를 떼고 오른쪽으로 8을 세며 숨을 내쉰다. ➡ 그대로 오른쪽으로 4를 세며 숨을 들이마신다. ➡ 오른쪽 콧구멍을 엄지로 막고 16을 세며 숨을 멈춘다. ➡ 약지를 떼고 8을 세며 왼쪽 콧구멍으로 숨을 내쉰다. 이렇게 3세트를 한다. 초보자는 숨을 멈추지 않고 한다.

우자이 Ujjayi

성대 사이 숨구멍인 성문을 좁혀 '슈' 하고 소리를 내며 숨 쉬는 호흡법. 마음이 평정을 찾아 차분해지고 스트레스가 완화된다. 반다라고 불리는 에너지 잠금과 같이 하면 좋다.

※ 우자이 호흡을 하면서 운동량이 많은 요가를 하면 심장 박동이 지나치게 빨라지거나 숨이 차는 것을 막을 수 있다.

브라마리 Bhramari

두 손으로 눈과 귀를 덮고 벌의 날갯짓 소리와 비슷한 소리를 '음〜'하고 내는 호흡이다. 두 콧구멍으로 숨을 들이마시고 성문을 조여서 성대를 진동해 벌 소리 같은 소리를 내며 천천히 숨을 내쉰다. 목소리가 가다듬어지고 마음이 진정되는 효과가 있다.

시타리 Sitali

혀를 통처럼 말아 입으로 차가운 공기를 들이마시고 코로 따뜻한 공기를 내쉰다. 마음이 진정되고 편안해진다. 반복하면 몸을 쿨다운할 수 있다.

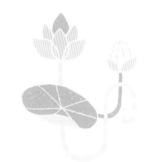

❧ 3가지 반다 ❧

반다(Bandha)란 '잠금, 조임'이라는 뜻이다. 목, 명치, 회음부를 조여 신체 에너지의 흐름을 통제·조절·제어한다. 아사나나 프라나야마를 할 때 필요한 기술이다. 자연스럽게 조이는 것이 좋다.

● **잘란다라 반다** Jalandhara bandha
인후 수축법. 턱을 당겨 기도를 조인다. 몸에서 상승하는 프라나를 저장한다.

● **웃디아나 반다** Uddiyana Bandha
복부 수축법. 가로막을 밀어 올린다. 프라나를 상승시킨다.

● **물라 반다** Mula Bandha
항문 수축법. 회음부 안쪽을 밀어 올린다. 몸에서 하강하는 기를 위로 올린다.

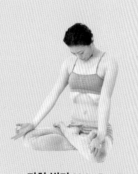

마하 반다 Maha Bandha
3가지 반다를 합친 것을 말한다.
함께 실시한다.

Chakras

몸의 7가지 에너지 센터
차크라

차크라를 각성한다는 것은 무엇이며, 요가와는 어떠한 관련성이 있을까요?
차크라의 비밀을 소개합니다.

우리 몸의 차크라

차크라는 몸 중앙을 관통하는 슈슘나 나디(P.215)에 있는 7개의 에너지 센터를 가리킵니다. 신체 기관에 각각 대응해 체내 에너지를 조정하는 중추입니다.

차크라가 자극되어 에너지의 흐름이 부드러워지고 심신의 작용이 정돈되는 것을 '차크라를 활성화한다' 혹은 '차크라가 열렸다'라고 표현합니다. 요가의 아사나, 호흡, 명상, 반다로 차크라를 활성화하면 육체와 정신이 강건해지고 잠들어 있던 능력을 이끌어낼 수 있다고 전해지지요.

7개의 차크라

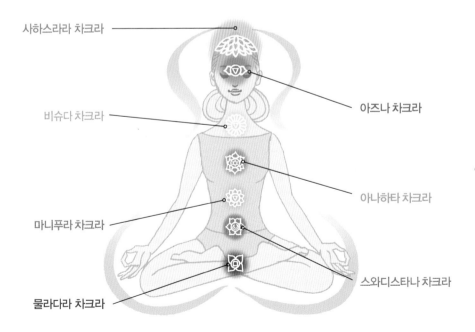

사하스라라 차크라

아즈나 차크라

비슈다 차크라

아나하타 차크라

마니푸라 차크라

스와디스타나 차크라

물라다라 차크라

육체의 7가지 차크라에는 고유 만트라(P.88), 5대 원소, 대응하는 기관이 각각 있다. 또한 차크라는 연꽃잎의 개수로 상징한다.

사하스라라 Sahasrara

사하스라라는 '천(千)'이라는 뜻이다. 정수리에 위치하며 나머지 6개 차크라의 각성을 조정하는 가장 영적인 차크라다. 자기 실현(해탈)이나 초의식(우주의식)과 관계가 깊다.

- **꽃잎** 1,000장
- **만트라** 옴(OM)
- **원소** 없음(허공)

아즈나 Ajna

미간에 있으며, 제3의 눈이라고 불린다. 뇌의 내분비기관 중 솔방울샘과 시상하부에 대응하며 통찰력, 직관력을 관장한다. 명상이나 집중, 무언가를 심상화할 때 중요한 역할을 한다.

- **꽃잎** 2장
- **만트라** 옴(OM)
- **원소** 없음(허공)

비슈다 Visuddha

목에 있으며 눈, 귀, 코, 목, 기관, 갑상샘 작용과 관련이 있다. 커뮤니케이션 능력이나 표현력을 관장하는 차크라로, 활성화하면 표정이 밝아지고 대화 능력이나 설득력이 향상된다.

- **꽃잎** 16장
- **만트라** 함(Ham)
- **원소** 공(空, 에테르)

아나하타 Anahata

가슴에 있으며, 심장과 폐 등 흉강 내 기관과 관련이 있다. 자비와 애정을 관장하며 조화로움과 온화함을 가져다준다. 호흡기 질환을 완화하고 빈혈, 고혈압 등 순환기 문제를 개선한다.

- **꽃잎** 12장
- **만트라** 얌(Yam)
- **원소** 공기

마니푸라 Manipura

배꼽 주변 복부에 있어 주변 기관 및 내장 작용을 관장하는 대장 신경얼기와 밀접한 관계를 맺는다. 소화와 흡수 기능을 조절한다. 활동력이나 판단력을 제어해 나른함, 우울함 등을 해소하고 신념을 강화한다.

- **꽃잎** 10장
- **만트라** 람(Ram)
- **원소** 불

스와디스타나 Svadhisthana

배꼽 조금 아래 복부에 있다. 배설 기관, 생식 기관과 대응해 해당 부위의 문제를 개선하며, 창조성과 정력을 관장한다. 인간의 가장 원시적인 부분을 지닌 본능적인 차크라다.

- **꽃잎** 6장
- **만트라** 밤(Vam)
- **원소** 물

물라다라 Muladhara

꼬리뼈 안에 있다. 몸의 토대를 지탱하는 차크라다. 뿌리 차크라라고도 불리며 쿤달리니가 깃들어 있는 수슘나 나디(P.215)의 최하부다. 자극하면 에너지가 샘솟는다.

- **꽃잎** 4장
- **만트라** 람(Lam)
- **원소** 흙

요가 수련의 지표
요가의 8가지 단계

요가 수련의 토대를 쌓고 더 높은 자각과 정화에 이르는 흐름을 알아봅니다.
심신의 무거운 짐을 버리고 최상의 상태에 도달하기 위한 과정입니다.

인도의 현인 파탄잘리가 편집한 요가 경전 《요가수트라》에는 8가지 항목이 거론됩니다. 이 8가지 단계를 밟아 천천히 '사마디(집중함으로써 무념무상이 되는 것)'에 도달하고자 하는 수행법이 오른쪽의 8가지 단계입니다.

일상생활 속에서 실천하는 도덕(야마·니야마)에서 시작해 아사나, 호흡 순서로 단계를 밟아가야 합니다.

명상. 다라나로 집중한 의식을 더욱 심화한 차분한 상태.

오감 제어. 내면의 감각에 집중해 주위에 얽매이지 않는다.

스스로와 한 약속. 지켜야 할 것.
5가지 장려 사항이다.

순수함을 지킨다	샤우차 Shaucha
만족한다	산토샤 Santosha
수행한다(자기 절제)	타파스 Tapas
탐구한다	스바드야야 Svadhyaya
성스러운 존재에 헌신한다	이스바라 프라니다나 Isvara Pranidhana

It's First step!!

야마와 니야마

야마와 니야마는 요가를 수련할 때 특히 중요합니다. 아사나, 프라나야마를 하는 법을 몸에 익히는 동시에 일상 속에서는 다음과 같은 도덕적 계율을 실천합시다. 이것이 자아실현을 위한 지름길이 됩니다.

조심해야 할 금계.
5가지 도덕률이다.

폭력을 쓰지 않는다	아힘사 Ahimsa
거짓말하지 않는다	사트야 Satya
도둑질하지 않는다	아스테야 Asteya
감각에 휘둘리지 않는다	브라마차리야 Brahmacarya
소유욕을 버린다	아파리그라하 Aparigraha

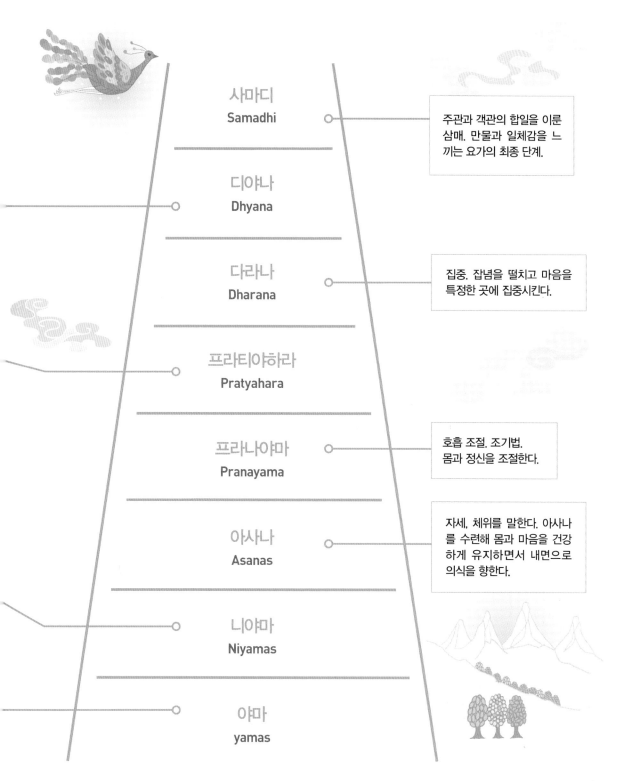

사마디
Samadhi

주관과 객관의 합일을 이룬 삼매. 만물과 일체감을 느끼는 요가의 최종 단계.

디야나
Dhyana

다라나
Dharana

집중. 잡념을 떨치고 마음을 특정한 곳에 집중시킨다.

프라티야하라
Pratyahara

프라나야마
Pranayama

호흡 조절. 조기법. 몸과 정신을 조절한다.

아사나
Asanas

자세, 체위를 말한다. 아사나를 수련해 몸과 마음을 건강하게 유지하면서 내면으로 의식을 향한다.

니야마
Niyamas

야마
yamas

Meditation

마음의 움직임을 멈추는 것
명상에 대하여

'무아', '일체감', '사고 제어' 등으로 표현되는 명상.
우리는 명상을 통해 무엇을 얻을 수 있을까요?

명상의 이해

명상은 요가의 8단계 중에서 7번째 단계입니다. 6번째 단계인 다라나(집중)로 사고를 한 지점에 붙들어 놓고, 다음 단계인 디야나(명상)에서는 더욱 깊이 집중해 생각의 파장에서 멀어집니다. 그리고 그 상태가 궁극에 달한 마지막 단계인 사마디에서 무념무상의 삼매(三昧, 잡념을 벗어나 오직 한 가지에 정신을 집중하여 마음이 고요해지는 경지)에 도달합니다. 명상은 요가의 마지막 단계이므로 매우 중요합니다. 아사나도 명상으로 들어가기 위한 목적으로 수련하는 것이지요.

우리는 외부로부터 무수한 자극을 받고, 무의식적으로 끊임없이 생각합니다. 이 생각에서 멀어져 집중하는 대상과 일체화하는 것이 명상입니다. 감정, 생각, 행동에서 해방됨으로써 일상에서 편안함을 느끼고 관대해지며 긍정적인 마음과 단순명료한 사고 회로를 갖출 수 있습니다. 명상을 통해 만물을 평등하게 사랑하고 자기 실현으로 나아가는 기쁨을 얻을 수 있습니다.

요가 철학
Philosophy of Yoga

요가에서는 인간의 체질을 마음이나 몸이 아니라 의식 너머에 존재하는 진아(참나)에 있다고 본다. 진아는 개인이라는 범주를 뛰어넘어 개인을 둘러싼 대우주에 존재하는 거대한 의식과 연결된다. 시간과 공간, 인과, 주관과 객관 같은 관계를 초월해 만물과 일체감을 얻으면 비로소 진아를 체험할 수 있다.

명상을 하려면?

Q 언제?

A 조용하고 대기가 영적 에너지로 가득한 새벽 혹은 저녁이 이상적이다. 그 시간에 하기 어렵다면 혼자 집중할 수 있는 시간을 고른다.

Q 어디에서?

A 온도와 습도가 적절하게 유지되어 차분하고 쾌적한 장소에서 한다. 동쪽이나 북쪽을 바라보고 하면 정신이 보다 쉽게 집중된다.

Q 어떻게?

A 안정적으로 편안하게 할 수 있는 자세(기본 좌법→P.54)로 앉는다. 의자에 앉아도 좋다. 궁둥뼈, 등, 목이 직립하는 자세를 무리하지 않고 유지하는 것이 중요하다.

대표적인 명상법

전문가의 지도를 받으며 하는 것을 권합니다. 그래야 정확한 리듬과 발음(만트라)을 습득할 수 있습니다.

호흡 명상

자기가 호흡하는 리듬을 기본으로 삼아 집중하는 명상법.

소함(Soham) 명상법

천천히 숨을 들이마시며 '소(So)', 천천히 숨을 내쉬며 '함(Ham)'이라고 속으로 읊는다. 깊은 호흡에 집중해 정신이 차분해진다. 소함은 '나는 그것이로다'라는 뜻의 산스크리트어이다. 즉 자타 경계를 뛰어넘어 대우주와 일체화한 상태를 가리킨다.

트라타카 명상

트라타카(Tratak) 명상은 시선과 마음을 한 지점에 집중해 깊은 명상을 한다. 깜박이지 않고 응시→눈을 감고 대상물을 마음에 새기기의 반복이다. 응시하는 것의 예시는 다음과 같다.

얀트라(Yantra) 응시 만트라 에너지를 형상화한 신성한 기하학 도형을 응시한다.
촛불 응시 촛불을 응시한다. 눈을 감은 후에도 잔상이 잘 남는 장점이 있다.
옴(0m) 응시 만트라 '옴'을 산스크리트어로 쓴 상징 문자를 응시한다.

만트라 명상

마음을 소리에 집중시킴으로써 소리 에너지의 힘, 파동 에너지에 둘러싸이도록 하는 것이다. 자파 명상이라고도 불린다. 만트라(P.88)를 일정 회수 반복 암송한다. 방법은 아래와 같다.

옴을 암송한다 옴이란 '전 세계를 지키는 존재'라는 의미의 원초적인 만트라다. 만트라 중에도 가장 중요하고 신성한 소리다.

[만트라를 세는 법]

● **말라를 센다.**
108개 구슬이 연결된 말라(염주)를 굴리며 만트라를 외운다. 엄지와 중지로 구슬을 굴리며 한 바퀴를 돌면 반대로 다시 굴린다.

● **손가락 마디를 센다.**
오른손 엄지로 오른손 새끼의 제1, 제2, 제3 관절→약지의 제1, 제2, 제3관절…… 이런 순서로 만트라를 한 번 암송함에 따라 세어 나간다. 검지까지 돌면 12회. 이를 아홉 번 하면 108회, 말라의 1회가 된다.

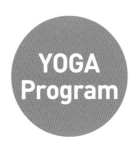

YOGA Program

일상에서 활용하는

맞춤형 요가
프로그램

책에서 소개한 아사나를 조합한 요가 프로그램입니다. 개인의 수준이나 몸 상태, 필요에 따라 프로그램을 진행해 일상적으로 아사나를 하는 습관을 들여보세요. 직접 자세를 골라 프로그램을 짜고 싶다면 아사나 흐름(P.29)을 참고하면 됩니다.

Notice

★ 프로그램의 시작과 끝에는 송장 자세(P.86)를 5~10분간 할 것. 호흡을 정돈하고 아사나의 효과가 몸에 스며들게 합니다.
※ Program 5는 송장 자세까지가 흐름인 롱 프로그램이어서 특별히 기재했습니다.
★ 자세당 3~5호흡을 기준으로 하고, 좌우가 있는 자세는 양쪽을 균등하게 합니다.
★ 표시한 시간은 어디까지나 기준으로 제시한 것이므로 개인의 호흡 길이나 접근법에 따라 달라집니다.

Program **1**   약 **10** 분

활기찬 하루를 여는
아침 프로그램

에너지를 순환시켜
몸과 마음을 활성화한다

바닥에 누운 자세를 중심으로 구성해 기분 좋게 잠을 깨우기 적합한 프로그램이다. 교감신경이 우위에 오는 뒤로 젖히기 자세나 정수리를 자극해 충전해주는 자세로 구성되어 머리가 상쾌해진다. 막 잠에서 깬 굳은 몸에 부담되지 않도록 천천히 하자.

Program **2**   약 **15** 분

꿀잠을 부르는
저녁 프로그램

피로를 해소하고
깊은 수면을 유도한다

숙면을 돕는 프로그램. 고관절을 부드럽게 풀어주고 서혜부의 림프샘을 자극하면 림프액과 혈액의 흐름이 원활해져 편안하게 잠들 수 있다. 송장 자세로 호흡을 고르고 그대로 잠들어도 좋다.

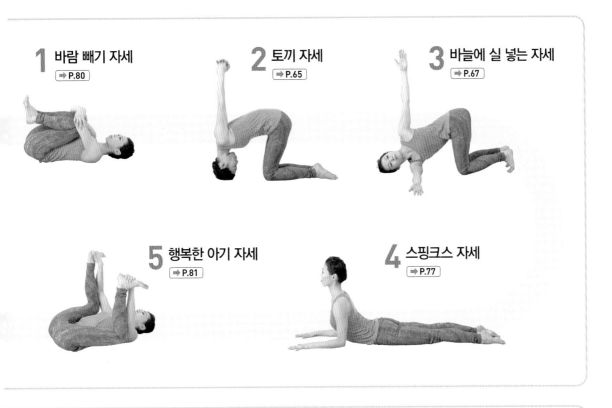

1 바람 빼기 자세
➡ P.80

2 토끼 자세
➡ P.65

3 바늘에 실 넣는 자세
➡ P.67

5 행복한 아기 자세
➡ P.81

4 스핑크스 자세
➡ P.77

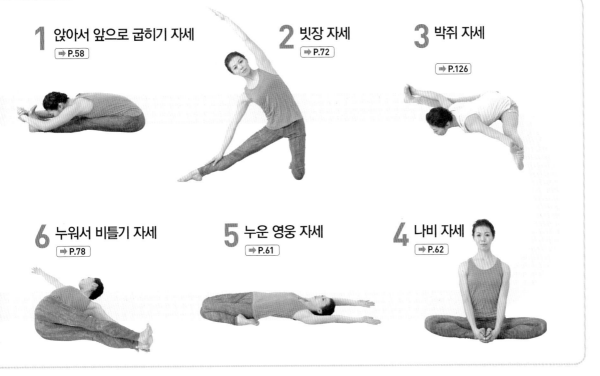

1 앉아서 앞으로 굽히기 자세
➡ P.58

2 빗장 자세
➡ P.72

3 박쥐 자세
➡ P.126

6 누워서 비틀기 자세
➡ P.78

5 누운 영웅 자세
➡ P.61

4 나비 자세
➡ P.62

Program 3

약 20 분

틀어짐 해소
프로그램

좌우 균등하게
몸을 쓰도록 의식한다

좌우 대칭으로 하는 자세를 중심으로 몸의 틀어짐을 해소하는 프로그램. 전반은 선 자세, 후반은 앉은 자세로 구성했다. 낮 시간에 짧게 하고 싶다면 선 자세인 5번까지만 해도 좋다.

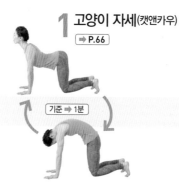

1 고양이 자세(캣앤카우) → P.66

기준 → 1분

2 서서 앞으로 굽히기 자세 → P.42

10 누운 나비 자세 → P.63

9 소머리 자세 → P.148

Program 4

약 20 분

전신 활력 강화
프로그램

온몸을 움직여
에너지를 끌어올리자

전신을 크게 사용하는 자세를 취해 몸 구석구석을 자극함으로써 혈액 순환이 좋아지고 몸과 마음에 활기가 넘친다. 의욕이 생기고 긍정적인 기분이 든다. 전신을 균형적으로 자극하므로 몸매 만들기에도 효과적이다.

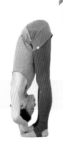

1 엄지발가락을 잡는 자세 → P.90

2 몸 측면을 펴는 자세 → P.102

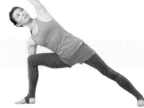

10 얼굴을 위로 향하고 앞으로 굽히기 자세 II → P.145

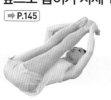

9 다리 자세 → P.194

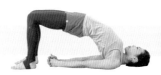

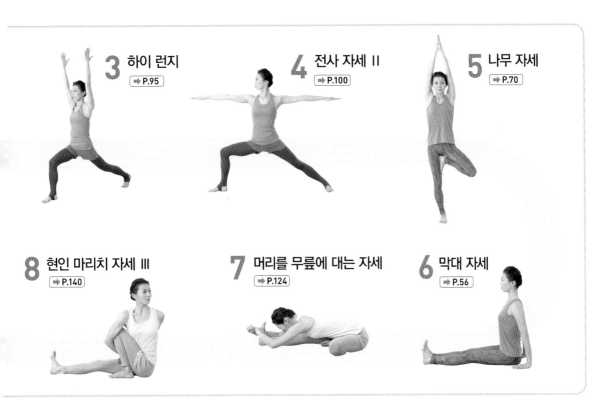

3 하이 런지 ➡ P.95

4 전사 자세 Ⅱ ➡ P.100

5 나무 자세 ➡ P.70

8 현인 마리치 자세 Ⅲ ➡ P.140

7 머리를 무릎에 대는 자세 ➡ P.124

6 막대 자세 ➡ P.56

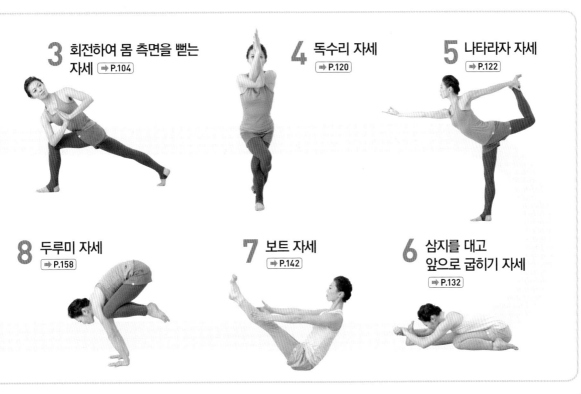

3 회전하여 몸 측면을 뻗는 자세 ➡ P.104

4 독수리 자세 ➡ P.120

5 나타라자 자세 ➡ P.122

8 두루미 자세 ➡ P.158

7 보트 자세 ➡ P.142

6 삼지를 대고 앞으로 굽히기 자세 ➡ P.132

롱
프로그램

**본격적으로 요가 수련을
하고 싶을 때**

선 자세, 앉은 자세, 암밸런스 자세, 후
굴 자세, 역자세까지 모든 카테고리의
요소를 포함했다. 적당히 응용해도 무
방하다. 후굴 자세, 역자세를 한 후에
는 몸을 안정적으로 되돌리는 세트 자
세를 넣었다. 태양경배 횟수로 전체 길
이를 조정한다.

1 태양경배   태양경배(팔지) ➜ 태양경배(사지) A ➜ 태양경배(사지) B
➡ P.36~51   의 순서로 난이도를 높인다. 각자 수준에 맞춰 선택한다.

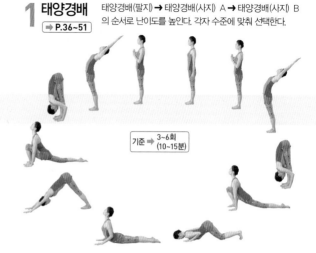

기준 ➡ 3~6회
(10~15분)

**11 현인 바시스타
자세** ➡ P.164

**10 현인 바라드바자
자세** ➡ P.134

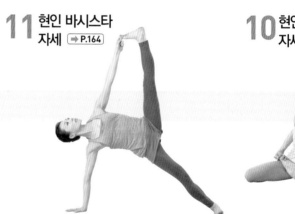

**12 한쪽 다리를
팔에 걸치는 자세**
➡ P.160

13 낙타 자세
➡ P.184

난이도 UP ↗
현인 코운디냐 자세
➡ P.166

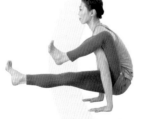

난이도 UP ↗
위를 향한 활 자세
➡ P.196

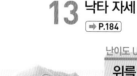

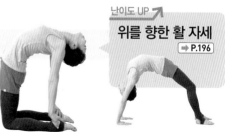

2 의자 자세
➡ P.92

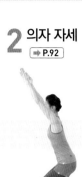

3 삼각 자세
➡ P.96

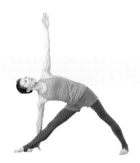

4 회전하는 삼각 자세
➡ P.98

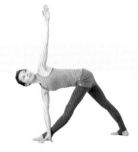

5 반달 자세
➡ P.106

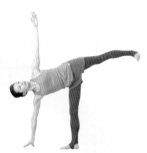

9 반연꽃좌로 앞으로 굽히기 자세
➡ P.128

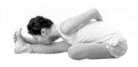

8 엄지발가락을 잡는 자세
➡ P.90

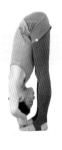

7 뻗은 손으로 발가락 잡는 자세
➡ P.118

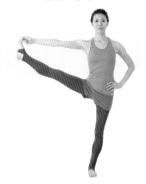

6 측면을 강하게 펴는 자세
➡ P.110

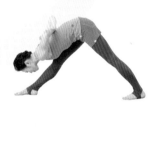

14 앉아서 앞으로 굽히기 자세
➡ P.58

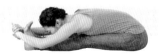

15 어깨서기 자세
➡ P.200

난이도 UP

머리서기 자세
➡ P.204

16 아기 자세
➡ P.64

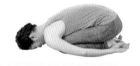

17 송장 자세
➡ P.86

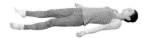

Index

127가지 자세 산스크리트 명칭 색인

이 책에 실린 127가지 자세의 산스크리트 명칭을 한글 독음(가나다순)을 기준으로 정리했습니다.
산스크리트 명칭이 없는 자세는 마지막에 별도로 실었습니다.

230

231

모델 | 구스하라 히로코

어린 시절 발레, 리듬체조, 기계체조, 일본 무용을 배웠다. 현재 일본 소재의 마이소르 클래스에서 어시스턴트로 활동하면서 강사 육성 코스를 지도하고 있다.

• 전미 요가 얼라이언스 인정(RYT500) 취득

바른자세
홈요가
127

1판 1쇄 | 2019년 2월 25일
1판 8쇄 | 2023년 10월 10일
감　　수 | 사토리 산카라·구보 레이코
옮 긴 이 | 이 소 담
발 행 인 | 김 인 태
발 행 처 | 삼호미디어
등　　록 | 1993년 10월 12일 제21-494호
주　　소 | 서울특별시 서초구 강남대로 545-21 거림빌딩 4층
　　　　　www.samhomedia.com
전　　화 | (02)544-9456(영업부) / (02)544-9457(편집기획부)
팩　　스 | (02)512-3593

ISBN 978-89-7849-596-7 (13510)